"健康·家庭·新生活"指南

腰痛退散！

5分钟
高效运动自救法

闫琪 吴智钢 人邮体育 编著

人民邮电出版社
北京

图书在版编目（CIP）数据

腰痛退散！：5分钟高效运动自救法 / 闫琪，吴智钢，人邮体育编著． —— 北京：人民邮电出版社，2024.6
（"健康·家庭·新生活"指南）
ISBN 978-7-115-64151-9

Ⅰ．①腰… Ⅱ．①闫… ②吴… ③人… Ⅲ．①腰腿痛－运动疗法 Ⅳ．①R681.505

中国国家版本馆CIP数据核字（2024）第069220号

免 责 声 明

本书内容旨在为大众提供有用的信息。所有材料（包括文本、图形和图像）仅供参考，不能用于对特定疾病或症状的医疗诊断、建议或治疗。所有读者在针对任何一般性或特定的健康问题开始某项锻炼之前，均应向专业的医疗保健机构或医生进行咨询。作者和出版商都已尽可能确保本书技术上的准确性以及合理性，且并不特别推崇任何治疗方法、方案、建议或本书中的其他信息，并特别声明，不会承担由于使用本出版物中的材料而遭受的任何损伤所直接或间接产生的与个人或团体相关的一切责任、损失或风险。

内 容 提 要

本书共4章，第1章简要介绍了腰部小知识，第2章讲解了腰部疼痛的常见原因，第3章为久坐族、久站族和产后妈妈等人群提供了5分钟自我缓解腰痛的练习方案，第4章告诉读者可以通过摆正姿势等方法来避免腰痛的发生。本书图文并茂，动作讲解配合文字说明和视频，方便读者理解和掌握。本书专为腰部疼痛人群编写，可以帮助他们了解腰部疼痛的相关知识并通过练习来缓解腰痛。

◆ 编　著　闫　琪　吴智钢　人邮体育
　　责任编辑　刘日红
　　责任印制　彭志环

◆ 人民邮电出版社出版发行　　北京市丰台区成寿寺路 11 号
　　邮编　100164　　电子邮件　315@ptpress.com.cn
　　网址　https://www.ptpress.com.cn
　　北京瑞禾彩色印刷有限公司印刷

◆ 开本：880×1230　1/32
　　印张：3.5　　　　　　　　　　　2024 年 6 月第 1 版
　　字数：94 千字　　　　　　　　 2024 年 6 月北京第 1 次印刷

定价：39.80 元

读者服务热线：(010)81055296　印装质量热线：(010)81055316
反盗版热线：(010)81055315
广告经营许可证：京东市监广登字 20170147 号

作者简介

闫琪

国家体育总局体育科学研究所研究员，博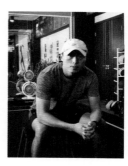士，中国老年医学学会运动健康分会常委；美国国家体能协会认证体能训练专家（CSCS）；国家体育总局备战奥运会体能训练专家组成员；国家体育总局教练员学院体能训练培训讲师；多名奥运会冠军运动员的体能教练；中国人民解放军南部战区飞行人员训练伤防治中心专家；曾多次到不同部队进行讲座和提供体能训练指导；获"科技奥运先进个人"荣誉称号和"全国体育事业突出贡献奖"等奖项；主编《膝关节功能强化训练：预防损伤、缓解慢性疼痛与提升运动表现》《腰部功能强化训练：预防损伤、缓解慢性疼痛与提升运动表现》等多部图书。

吴智钢

唐都医院军事训练伤防治中心副主任医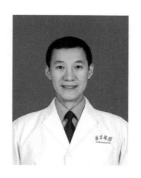师、副教授、硕士研究生导师，外科学博士后，航空航天与航海医学博士后；西京医院、唐都医院特聘客座教授；研究方向为骨科与运动康复，体能组训与军事训练伤防治；获陕西省科学技术一等奖1项，第四军医大学临床精湛医术奖2项，卫星测控中心科学技术进步一等奖1项；拥有国家发明及实用新型专利13项；主编2部专著，参编5部图书；发表中、英文论文50余篇。

前言

　　亲爱的读者们，你们好！我们的腰部每天都在默默支撑着我们的工作和生活。但是正是因其长期支撑着我们的坐、站等各种姿势，腰部也会经常感到疲惫和疼痛。本书将带你了解腰部疼痛的原因，并让你也成为改善腰部疼痛的达人。

　　在第1章，我们将学习腰部小知识，了解腰椎是如何进行工作的；我们还会一起纠正那些可能让腰部出现问题的坏习惯。在第2章，我们将一起揭秘腰部疼痛，了解腰痛背后的真相。第3章是能够改善腰痛的自我练习方案。无论你是久坐族、久站族还是产后妈妈，这里都有专门为你设计的腰部放松小练习，帮助你远离腰部疼痛的困扰。第4章将教你如何通过改变一些生活中的小习惯，让腰痛成为过去式。我们会一起学习如何优化你的坐姿、站姿，甚至是你的睡姿，从而告别腰痛。

　　所以，准备好了吗？让我们一起翻开这本书，开启一段轻松愉快的腰痛自我改善之旅。让我们一起摆脱腰痛的困扰，迎接更加舒适健康的生活！

在线视频访问说明

本书提供了部分动作在线视频和附赠资源，您可以按照以下步骤，获取并观看本书在线视频和附赠资源。

1. 点击微信聊天界面右上角的"+"，弹出功能菜单（图1）。点击"扫一扫"，扫描下方二维码。

2. 添加企业微信为好友后（图2）：

- 若首次添加企业微信，即可获取本书在线视频和附赠资源；
- 若非首次添加企业微信，需进入聊天界面并回复关键词"64151"。

3. 点击弹出的视频链接，即可直接观看视频和附赠资源。

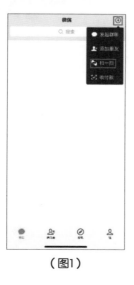

（图1）

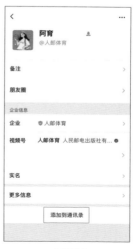

（图2）

本书阅读指南

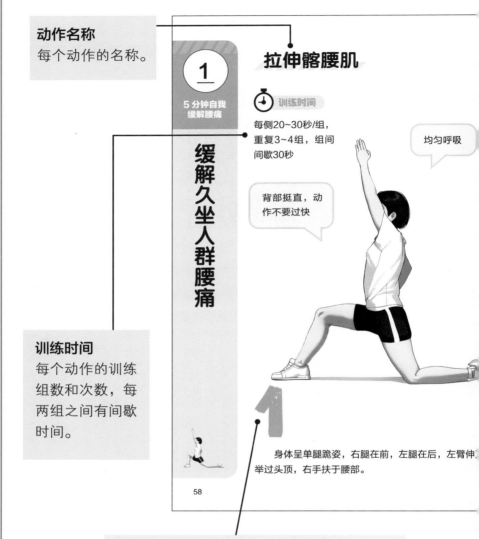

动作名称
每个动作的名称。

1
5 分钟自我
缓解腰痛

缓解久坐人群腰痛

训练时间
每个动作的训练
组数和次数，每
两组之间有间歇
时间。

拉伸髂腰肌

训练时间
每侧20~30秒/组，
重复3~4组，组间
间歇30秒

均匀呼吸

背部挺直，动
作不要过快

身体呈单腿跪姿，右腿在前，左腿在后，左臂伸
举过头顶，右手扶于腰部。

58

动作序号
每个动作依次排列的序号。

这个伸展动作有助于放松髂腰肌，改善大腿的柔韧性。可以逐渐增加伸展的程度，但应避免过度拉伸，以免造成拉伤。这个动作可以在锻炼前进行，作为日常伸展动作。

知识点
练习的相关知识点，可以更好地对动作进行研究。

避免弯腰驼背

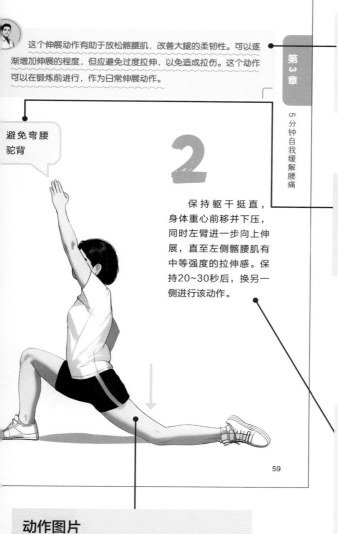

2

保持躯干挺直，身体重心前移并下压，同时左臂进一步向上伸展，直至左侧髂腰肌有中等强度的拉伸感。保持20~30秒后，换另一侧进行该动作。

动作要点
在掌握此动作的过程中，需要注意的地方。

训练步骤
关于每个动作的详细步骤文字解说，参照图片就可以知道在此动作中，身体的每一个部位该如何去做。

59

动作图片
用图片展示每个动作的步骤，方便读者学习。

所用工具

这里介绍一下本书会用到的工具。大部分工具可以从体育用品商店或网上商城购买，部分工具还可以用日常用品替代。

瑜伽垫　瑜伽垫带有弹性，可以起到缓冲的作用，增加舒适感，减少磕伤。

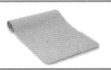

弹力带有良好的延展性能，可用于力量练习和拉伸练习。

弹力带

筋膜球　圆形小球，有弹性，和网球大小差不多，主要用于身体局部激痛点的按摩。

如果没有筋膜球，也可以用网球替代，使用方法与筋膜球一致。

泡沫轴　形状为圆柱形，重量轻，材料有软硬之分，用来滚压筋膜和肌肉，让软组织得到放松。不建议使用材质过硬或表面有较大凸起的泡沫轴。

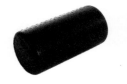

靠椅和毛巾　靠椅和毛巾可以辅助执行很多力量和拉伸练习。靠椅要结实稳定。

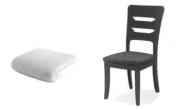

目录 Contents

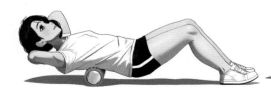
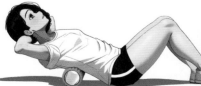

第 1 章

腰部
小知识

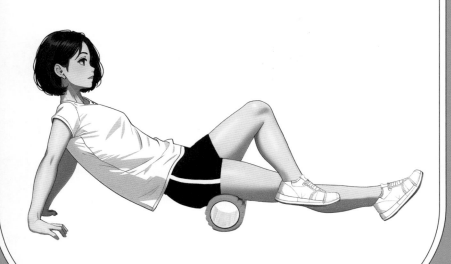

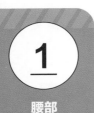

1

**腰部
小知识**

看不见的腰痛

腰椎的重要性：维系脊柱健康的关键

　　日常生活中的行走、奔跑，甚至是简单的仰卧起坐等动作，都密切依赖于腰椎这一至关重要的身体部位。腰椎就像一座坚实的桥梁，不仅支撑着我们的上半身，还与骨盆和下肢紧密相连，成为人体结构中的重要枢纽。它肩负着重要的使命，承担着身体上半部的重量，确保我们能够进行日常活动而不感到负担。腰椎的健康对于维持整个脊柱的稳定性至关重要。一旦腰部功能受损，可能会导致疼痛、活动受限，甚至影响到下肢的功能，从而严重影响生活质量。下面一起认识一下人体脊柱的相关结构吧！

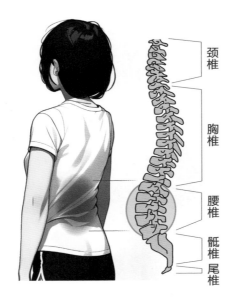

颈椎
胸椎
腰椎
骶椎
尾椎

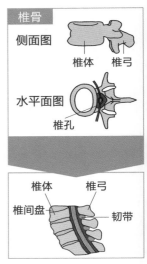

椎骨

侧面图
椎体　椎弓

水平面图
椎孔

椎体　椎弓
椎间盘
韧带

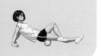

人体的腰椎位于脊柱的中下段，作为连接胸椎与骶椎的关键部分，由5块椎骨组成。每块腰椎椎骨都包含椎体、椎弓以及多种突起，形成了一个复杂且精密的结构。这些突起为肌肉和韧带提供了附着点，使得腰椎不仅能支撑身体，还能进行相关的运动。椎间盘位于相邻两块椎体之间，功能类似于缓冲垫，由纤维环和髓核组成，为脊柱提供了必要的缓冲和灵活性。前纵韧带和后纵韧带分别位于椎体和椎间盘的前、后面，像安全带一样，防止腰椎过伸和过屈。椎间孔内有脊神经通过，连接上、下腰椎，确保了身体的感觉和运动功能。因此，了解腰椎的结构和功能对于维护腰部健康至关重要。

非特异性腰背痛：探寻隐藏的疼痛源头

若你之前经历过腰痛，则可能对"非特异性腰背痛"（NSLBP）这一术语有所耳闻。它是指那些病因不明的常见腰背痛，与椎间盘突出或脊柱神经根受压引起的疼痛不同，后者有明确的病理来源。而"非特异性"几个字已经暗示了疼痛的原因并非与部位一一对应，而可能涉及多种因素。这类疼痛可发生在胸肋以下至臀部之间，影响范围可能涵盖单侧或双侧，有时甚至波及大腿。根据疼痛持续的时长，我们将其划分为三个阶段：急性（少于6周）、亚急性（6至12周）、慢性（超过12周）。在中国，每年约20.88%至29.88%的人群经历过腰背痛，其中90%至95%为非特异性腰背痛。换言之，若您周遭有10位朋友在一年之内遭受腰背痛的困扰，大约有9位是因非特异性腰背痛所致。

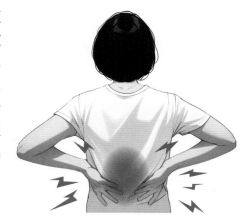

看不见的腰痛

知识点

　　我们来看看腰痛和非特异性腰背痛的区别吧，同时了解一下造成非特异性腰背痛的原因。

● 腰痛是临床上对腰部的疼痛、不适等症状的统称，该症状可能和多种病理情况与疾病相关，或找不到明确的致病因素。

● 非特异性腰背痛是指病因不明的，除脊柱特异性疾病及神经根性疼痛以外原因所引起的肋缘以下、臀横纹以上及两侧腋中线之间区域内的疼痛与不适；持续至少1周的疼痛；单侧或双侧；伴或不伴有大腿牵涉痛（膝盖以上）。

● 总的来说，非特异性腰背痛是一种常见但复杂的病症，涉及多种身体和心理因素。虽然目前我们对它的了解尚有限，但是通过合理的锻炼、保持健康的生活方式和积极的态度，我们可以有效地管理这种疼痛，提高生活质量。

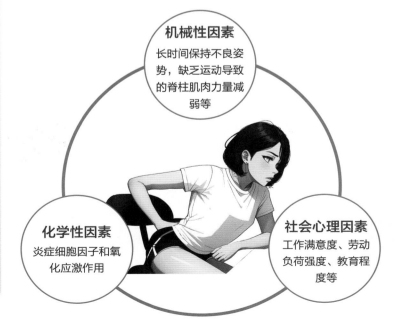

机械性因素
长时间保持不良姿势，缺乏运动导致的脊柱肌肉力量减弱等

化学性因素
炎症细胞因子和氧化应激作用

社会心理因素
工作满意度、劳动负荷强度、教育程度等

腰痛的众多面孔：从急性疼痛到慢性困扰

腰痛在我们生活中可能以不同的形式出现，有的是突然因为某些特定动作引起的疼痛，这通常是急性腰痛；有的虽然不那么剧烈，却长期萦绕在我们身边，不时地影响我们的生活，这就是慢性腰痛。

● 急性腰痛

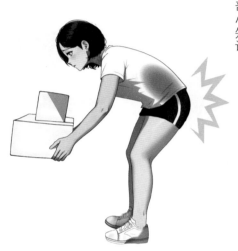

对于急性腰痛来说，常见的表现就是疼痛突然发生，并迅速加剧。如果你在搬重物或者做剧烈运动时突然感到腰部一阵剧烈疼痛，那很可能发生了急性腰痛。在某些情况下，腰部可能会有肿胀或者瘀青，甚至可能会出现行走困难等症状。需要注意的是，急性腰痛的原因可能有很多，比如肌肉拉伤、椎间盘突出或者其他腰部疾病。如果疼痛持续不缓解或者出现腿部麻木等症状，你应该立即就医。

● 慢性腰痛

慢性腰痛是一个相对持久的过程，这种疼痛可能起初并不太剧烈，但是却持续不断，时间一长就会给人带来巨大的困扰。慢性腰痛可能源自许多因素，包括长期的不良姿势、重复的腰部负荷、慢性腰部疾病等。有的慢性腰痛可能还会伴随着疲劳、失眠、情绪障碍等其他症状，这更增加了慢性腰痛的复杂性和治疗难度。而对于慢性腰痛，则需要我们做出生活方式的改变，包括改正不良姿势、进行适当的腰部锻炼、调整饮食结构等；同时也需要我们做好心理建设，克服由长期疼痛带来的负面情绪。

总的来说，无论腰痛是急性还是慢性的，都不应该被忽视。只有通过科学的认识和正确的处理，我们才能真正地战胜腰痛，恢复健康的生活。

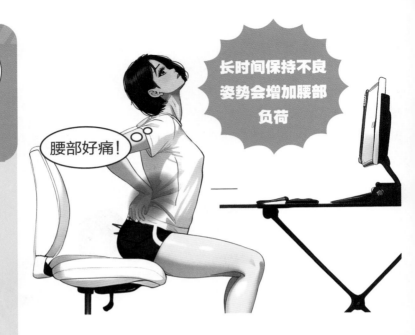

疼痛的根源：揭示隐藏在腰痛背后的因素

腰痛是许多人生活中的常见问题。为了解决这个问题，我们需要深入了解腰痛的病因和特点。

● 肌肉、韧带或筋膜拉伤

首先，肌肉、筋膜或韧带拉伤是引起腰痛的常见原因之一。这种情况常常发生在过度劳累、运动过程中的突然扭转、不正确的抬举重物姿势、久坐或长时间保持同一姿势时，由此引发了肌肉或韧带的不适，从而导致腰痛。当腰部韧带损伤以后，在进行活动及用手按压，刺激到损伤部位时，疼痛会更加明显。

● 椎间盘问题

　　椎间盘问题也是一个重要的疼痛源头。椎间盘位于脊椎之间，其主要功能是缓冲脊椎在活动中产生的压力。但随着年龄的增长，或由于受伤和持续的磨损，椎间盘可能会出现突出或疝，导致椎间盘压迫到附近的神经，从而引发腰痛。

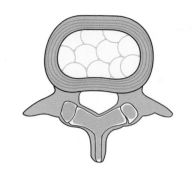

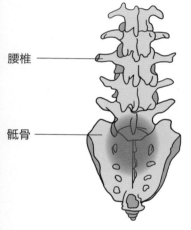

腰椎

骶骨

● 关节病变、生活方式和整体健康状况

　　我们还需要注意的病因是关节病变。随着年龄的增长，脊柱关节可能发生退行性改变，例如骨关节炎等。关节的疼痛和僵硬，使得我们的日常活动受到限制，因此也会出现腰痛。我们还需要注意的是生活方式和整体健康状况对腰痛的影响。长期久坐、缺乏锻炼、超重、吸烟和饮酒都可能增加腰痛的风险。

● 其他疾病

　　此外，某些疾病，如肾病、糖尿病和其他内分泌系统疾病等，也可能直接或间接引发腰痛。了解了这些腰痛的病因，我们就可以更有针对性地寻找解决腰痛的有效策略。在接下来的内容中，我们将探讨如何预防和缓解腰痛，从而有效改善我们的生活质量。

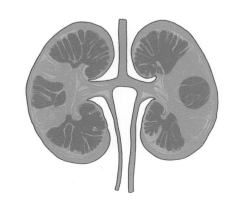

姿势不良是腰痛的元凶

不良姿势的影响：为什么正确姿势至关重要

除了睡觉外，我们的大部分时间都是在坐、走、站这三种状态之中。其中，坐是大部分人维持最长时间的一种状态。如果你的坐姿不良，肌肉就需要用更多的力量来保持身体的平衡。有些肌肉会因此变得紧绷而僵硬，而另一些肌肉则会被抑制而变得松弛。 长此以往，不良姿势会削弱身体对抗外来压力的能力，给韧带和关节造成更多的磨损和撕裂。更糟糕的是，坐姿不良可能导致腰部软组织疲劳，脊柱关节不稳定，从而引发腰痛。

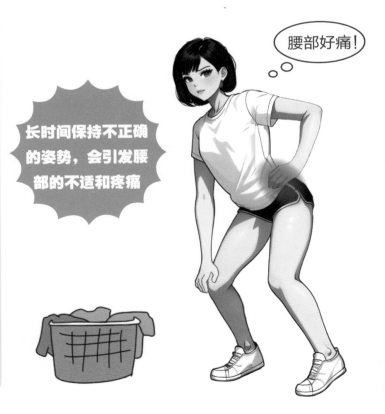

腰部好痛！

长时间保持不正确的姿势，会引发腰部的不适和疼痛

驼背与不良姿势有关：如何保持健康坐姿

现代人长期久坐会引发不良的坐姿，主要表现为驼背、圆肩等不良体态。长期久坐很容易引发腰椎间盘突出、呼吸模式错误、颈部疼痛等问题。另外，常见的不良姿势还有头部前倾的坐姿。这种姿势会造成上半身肌肉不平衡，从而导致身体疼痛，久而久之，引发上交叉综合征，不仅影响体态美观，还会引发慢性疼痛问题。

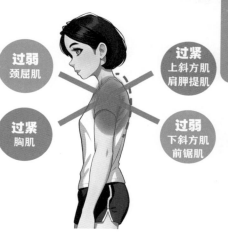

过弱 颈屈肌

过紧 上斜方肌 肩胛提肌

过紧 胸肌

过弱 下斜方肌 前锯肌

● **正确姿势要求**

确保你的座椅和台面高度适当。双脚应平放在地面上，甚至可以垫一个脚凳或盒子，膝盖弯曲成90度。你的臂肘也应弯曲成90度，手臂放在桌面上或者键盘上。

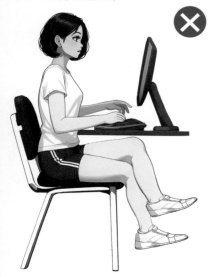

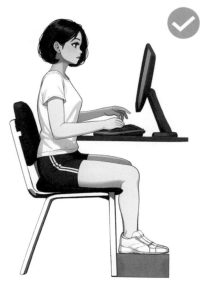

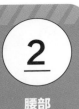

姿势不良是腰痛的元凶

合理的工作与活动计划：平衡腰部负荷的时间安排

● **摆好骨骼的正确位置**

在坐姿状态下，我们的头部应该在胸腔的正上方，而胸腔应该在骨盆的正上方，这种状态我们称之为中立位。

● **找到坐骨**

坐骨位于我们骨盆的最下端，它负责在坐姿中把重力向下传递。常见的不良坐姿往往是让腰部和尾骨承担了过多的压力。

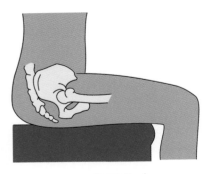

正常骨盆

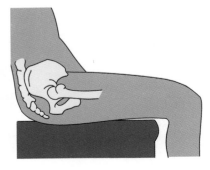

骨盆后倾

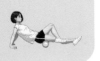

● 肘前支撑

坐着的时候，头部的重量是我们不得不承担的。如果通过手肘在桌面上施加一个支撑力，就可以降低胸椎段承担的压力。

● 合理低头

由于在坐姿状态下，我们需要看桌上的电脑或文件，头很难完全控制在胸廓上方，或多或少地需要把头往前倾。我们可以通过头部和胸腔一起向前送，来实现离电脑或文件更近的目标。另外，低头的目的是让视线下移，所以，除了伸脖子之外，还可以用收下巴的方式来实现视线下移。这些小调整可以帮助我们改善坐姿，从而避免由不良姿势引发的腰痛。

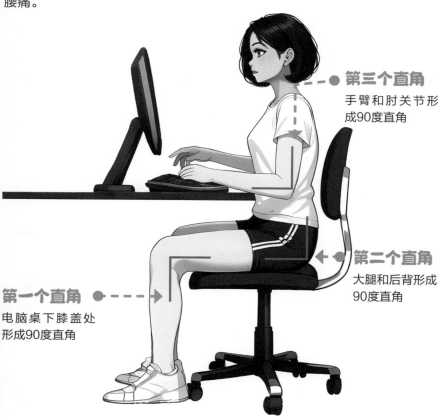

第三个直角

手臂和肘关节形成90度直角

第二个直角

大腿和后背形成90度直角

第一个直角

电脑桌下膝盖处形成90度直角

久坐的危害：深入了解长时间久坐对腰部的影响

久坐，这个看似平常的动作，其实对我们的腰部危害巨大。大部分久坐族，比如办公室工作者，可能都有过这样的体验——背部乏力，腰酸背痛。长期久坐会导致我们的肌肉僵硬，关节活动性下降，特别是腰部，会承受巨大的压力。久而久之，可能就会导致慢性腰痛的发生。

久坐导致的慢性腰痛

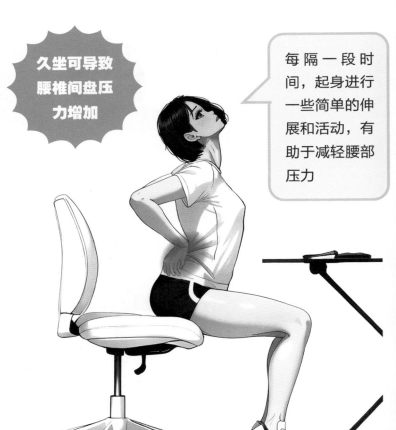

久坐可导致腰椎间盘压力增加

每隔一段时间，起身进行一些简单的伸展和活动，有助于减轻腰部压力

座椅的选择和腰部支撑：舒适的座椅和正确的支撑方式

座椅的选择和腰部支撑对预防腰痛也起着关键的作用。选择一款符合人体工程学的座椅，提供合适的腰部支撑，可以有效缓解腰部压力，减少腰痛的发生。在座椅的选择上，我们应该选择那些可以支撑腰部曲线、保持腰部中立位的座椅。而在坐姿上，我们应该保持背部挺直，腰部紧贴座椅背部，尽可能减少腰部的压力。

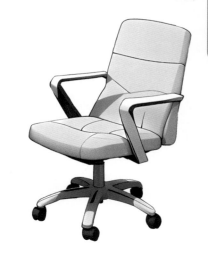

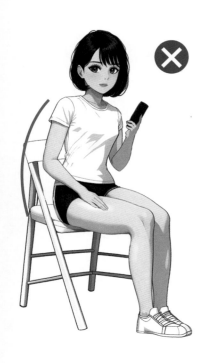

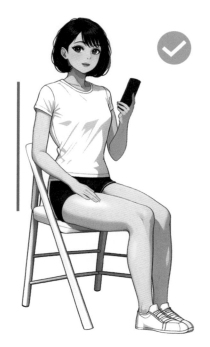

反复腰痛竟是因骨盆倾斜

骨盆倾斜对腰椎的影响：找回腰椎的平衡与稳定

骨盆倾斜会直接影响腰椎的稳定性。腰椎由 5 块椎骨组成，它们之间由椎间盘连接并提供缓冲。骨盆的位置直接决定了腰椎的姿态。如果骨盆前倾，腰椎可能会增加曲度，使得椎间盘受到额外的压力，引发疼痛。如果骨盆后倾，腰椎可能会过度伸直，导致腰部肌肉过度拉伸，引发肌肉疼痛。

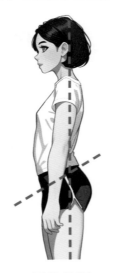 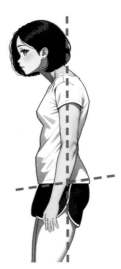

骨盆前倾 　　　　　　骨盆后倾

骨盆倾斜和腰部姿势的关系：调整姿势减少腰部疼痛

骨盆的位置直接决定了腰部的姿态。在正常情况下，腰部应该有一个自然的弯曲，这被称为腰椎生理曲度。骨盆四周的肌肉有腹肌、髂腰肌、臀大肌和竖脊肌，造成腰痛可能的原因为长期久坐导致的肌肉力量的不平衡。当竖脊肌与髂腰肌较强，腹部肌群与臀大肌较弱时，从侧面来看，强弱肌肉的连线会形成一个交叉，因此被称为下交叉综合征。下交叉综合征通常是由长期姿势不正确或肌力不足所导致的。

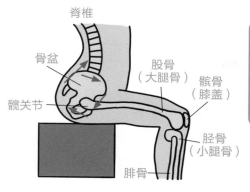

骨盆倾斜的表现：腰部是保护身体的守卫兵

骨盆的位置对整个身体的健康至关重要。它不仅影响腰部，还会影响到脊柱的其他部分。骨盆后倾的人，外观最明显的就是驼背、O型腿且伴随下半身肥胖，尤其是久坐的电脑族，因为长时间坐着，造成腿部后侧的肌肉压迫紧绷，容易造成骨盆后倾。由于骨盆向后倾斜，站立时骨盆内空间变大，内脏下垂、下腹部凸出，脂肪容易聚集在此；而且会影响子宫和肠道功能，容易存在生理痛、便秘等问题。由于骨盆血液循环不良，还会导致下半身水肿、脂肪堆积。

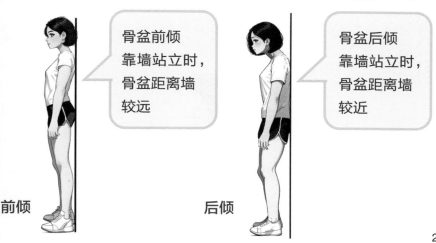

骨盆前倾靠墙站立时，骨盆距离墙较远

骨盆后倾靠墙站立时，骨盆距离墙较近

前倾

后倾

5

腰部
小知识

小小筛查助你判断腰痛原因

疼痛类型和区域筛查：描述腰痛问题

腰痛的种类多种多样，但通过疼痛的类型和疼痛的部位，我们可以初步判断疼痛的可能来源。例如，椎间盘问题可能会引起尖锐的疼痛，并可能向腿部放射。腰椎肌肉拉伤则可能引起腰部的酸痛或酸胀感，且通常不会向腿部放射。

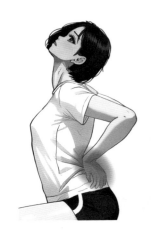

腰部损伤风险筛查：了解腰部损伤的风险

● **胸椎灵活性筛查**

● 打开的手臂是否能够触地。
● 与同侧肩关节在平面内的位置关系。

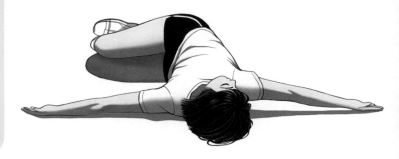

主动直腿上抬筛查

- 若抬腿与地面夹角小于70度为"不合格"（有损伤风险），70~90度为"合格"，大于等于90度为"优秀"。

- 若抬腿与地面夹角两侧腿角度差超过10度，总体结果为"不合格"。

- 同时在测试过程中任何一条腿出现疼痛则表示存在损伤风险。

<70度：不合格，有损伤风险

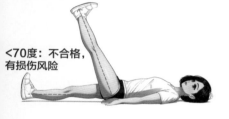

俯卧髋关节主动伸展筛查

- 若抬腿与地面夹角小于15度为"不合格"（有损伤风险），大于等于15度且小于30度为"合格"，大于等于30度为"优秀"。

- 若抬腿与地面夹角两侧腿角度差超过5度，总体结果为"不合格"。

- 同时在测试过程中任何一条腿出现疼痛则表示存在损伤风险。

≥15度且<30度：合格

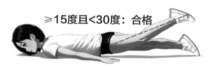

俯卧屈膝髋关节内旋筛查

- 若小腿向外打开的幅度小于30度或双侧相差超过5度为"不合格"（有损伤风险），双侧大于等于30度且相差不超过5度为"合格"。

- 同时在测试过程中任何一条腿出现疼痛则表示存在损伤风险。

≥30度且双侧相差不超过5度：合格

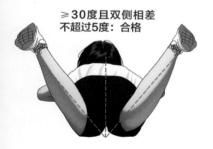

髋关节铰链动作筛查

- 观察膝关节和脚尖是否不一致（膝关节内扣）。

- 观察小腿是否向前倾斜。

- 观察骨盆是否倾斜。

- 观察躯干是否无法挺直，或长杆是否未位于背部中轴线且未紧贴枕骨和骶骨。

- 任何一种情况发生则筛查结果为"不合格"（有损伤风险）。

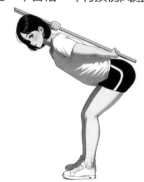

5

腰部
小知识

小小筛查助你判断腰痛原因

脊柱姿势的初步检查：观察腰部姿势与对称性的技巧

脊柱侧弯是一种脊柱形态异常的情况，以脊柱的某一段持久地偏离身体中线，使背柱向侧方凸出呈弧形或"S"形为主要表现的疾病。这种形态异常可能在任何年龄发生，但通常在儿童和青少年的生长高峰期被发现。脊柱侧弯可能由多种因素引起，包括遗传因素、神经肌肉疾病、出生缺陷或未知原因（被称为特发性脊柱侧弯）。

一些简单的筛查可以帮助你判断是不是有脊柱侧弯：

头部出现侧倾，两耳不一样高；

一侧肩胛骨突出；

一侧的髋部或肩部高于另外一侧，导致衣服下摆不一致，倾向某一侧；

在发育中的女孩，两侧乳房大小不一；

当儿童两膝并拢向前弯，两臂自然下垂时，一侧的上背部要高于另外一侧。

在发现或怀疑自己或家人有脊柱问题后，一定要及时到正规医疗机构检查和治疗。

对于脊柱侧弯引发的腰痛，处理通常根据疼痛的程度和脊柱侧弯的严重程度来决定。在某些情况下，保守疗法如物理疗法、疼痛管理和 / 或矫形器可能会有所帮助。在其他比较严重的情况下，可能需要进行手术来矫正脊柱的形状并缓解疼痛。

第 **2** 章

腰部疼痛
的秘密

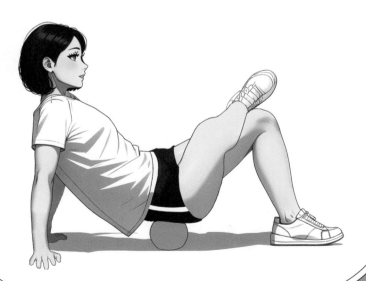

解密腰部疼痛：揭秘背后的真相

解析非特异性腰背痛：探索其定义和特点

非特异性腰背痛是指在腰部和背部出现的疼痛，但没有特定的病因或病理生理学表现可以解释这种疼痛。这种疼痛通常描述为持续性或间歇性的，可能伴随着僵硬感或肌肉紧张。非特异性腰背痛是最常见的腰背部疼痛类型之一，它可能是由于多种因素引起的，具体如下。

肌肉或软组织损伤：例如扭伤、拉伤、过度使用等。

不良姿势或体位：长时间保持不正确的姿势或体位，例如长时间坐着、弯腰、提重物等。

脊柱结构问题：例如脊柱关节功能紊乱、脊柱退行性变、椎间盘突出等。

生活方式因素：包括缺乏运动、肥胖、疲劳、压力等。

其他疾病或病理情况：例如骨质疏松、关节炎、感染等。

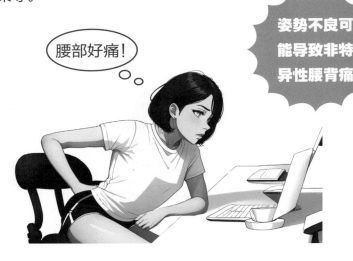

腰部好痛！

姿势不良可能导致非特异性腰背痛

隐匿的痛苦信号：认识非特异性腰背痛的常见症状

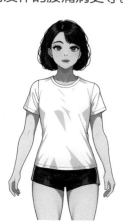

非特异性腰背痛可能会存在许多症状，包括但不限于腰部疼痛、无力、僵硬、酸痛感、活动受限，严重时甚至可能引发睡眠障碍。在急性和亚急性阶段，疼痛可能突然发作，伴有压痛，腰椎活动可能引发或加重疼痛。而在慢性阶段，疼痛可能持续存在。大多数急性发作腰背痛的患者会在短时间内康复，但许多非特异性腰背痛可能发展为慢性疼痛。

潜藏的触发因素：了解导致非特异性腰背痛的潜在原因

虽然非特异性腰背痛的根本原因尚不明确，但研究已经找出了一些可能的因素。非特异性腰背痛发作的危险因素包括身体危险因素（例如长时间站立或行走和举重）、不健康的生活方式（例如肥胖）、心理因素（例如抑郁和对工作不满意），以及以前发作的腰痛病史等。

举起重物

创伤

坐姿不良

频繁向前弯曲

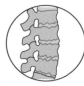
曾经的背柱病史

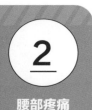

隐秘不再：探索腰椎间盘的奥秘

椎间盘对于脊椎的健康和功能至关重要。它不仅为脊椎提供了支撑和缓冲，还在某种程度上影响了我们的日常活动。为了更好地了解腰痛的成因以及如何预防，我们首先需要深入了解腰椎间盘的结构和功能。

腰椎间盘的奥秘：深入了解其结构和功能

● **结构**

腰椎间盘是一种特殊的结构，它位于腰椎的两块骨头之间。每个腰椎间盘都由以下两个主要部分组成。

髓核

这是腰椎间盘的中心部分，质地像果冻，主要作用是吸收冲击力。

纤维环

这是围绕髓核的多层纤维组成的坚韧结构，能够固定和支撑髓核。

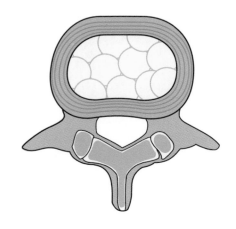

解析腰椎间盘突出的病理过程

　　腰椎间盘突出是一种常见的病理状态，发生腰椎间盘突出的原因是腰椎间盘的髓核突破其外围并突出到脊椎外部。但是，为了真正理解这个问题，我们需要深入了解其背后的发展过程。

● 腰椎间盘的正常结构

　　正如我们之前所讨论的，腰椎间盘由一个内部的凝胶状核心（髓核）和一个外围的坚固纤维环（纤维环）组成。

● 逐步退化

　　随着时间的推移，腰椎间盘可能会因为年龄、重复的压力、外伤或其他因素而退化。这种退化导致髓核失去水分，变得干燥和脆弱，而纤维环也可能出现微小的裂缝。

● 突破纤维环

　　随着退化的进一步发展，髓核可能会通过纤维环的裂缝被挤出。这是腰椎间盘突出的开始。

● 突出与压迫

　　一旦腰椎间盘的内容物突出，它可能会压迫到附近的结构，尤其是神经。这种压迫会导致身体疼痛、麻木、刺痛或其他症状。

● 严重情况

　　在某些情况下，纤维环可能会完全破裂，导致髓核脱出，这种情况被称为腰椎间盘脱出。

　　理解腰椎间盘突出的病理过程有助于我们更好地预防和管理这一常见疾病。对于那些已经有腰痛症状的人来说，早期诊断和治疗是关键。

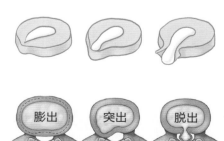

疼痛的源头：探讨腰椎间盘突出引发的症状机制

腰椎间盘突出是腰痛的常见原因之一，但为何它会引发疼痛和其他症状呢？了解其背后的机制有助于我们更有效地进行治疗和预防。

当腰椎间盘中的髓核挤压到纤维环并导致其突出时，就会发生腰椎间盘突出。这种突出可能会导致如下情况。

● **压迫神经**

脊椎旁边有许多神经，而腰椎间盘突出可能会对这些神经产生压迫，当它压迫到脊椎神经时，会导致疼痛、麻木或刺痛。

● **炎症**

突出的腰椎间盘可能会引发炎症，进一步增加周围组织的肿胀和疼痛感。

● **减少活动范围**

由于疼痛和不适，受影响的个体可能会限制某些活动或动作，从而进一步影响日常生活的质量。

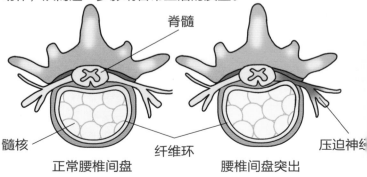

正常腰椎间盘　　　　　　腰椎间盘突出

好背无忧：预防和缓解腰椎间盘突出的科学方法

- **保持正确的体位**

  无论是坐着、站着还是睡觉，都要确保脊椎在自然的曲线中。

- **定期锻炼**

  增强核心肌肉可以提供更好的支撑，减少腰椎间盘受到的压力。

- **避免长时间坐着**

  每隔一小时至少起身活动5分钟，这样可以减少腰部的压力和紧张感。

- **正确的提举技巧**

  当提起重物时，要确保使用腿部的力量而不是背部的力量，同时注意不要过度低头，避免增加颈椎的压力。

- **保持健康的体重**

  体重过大会给腰部增加额外的压力，应将体重保持在合理的范围内。

  通过采取上述预防措施，我们可以降低腰椎间盘突出的风险，并减少其对我们健康和生活的影响。

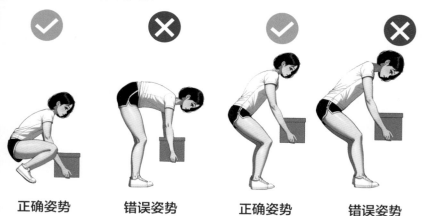

正确姿势　　　　错误姿势　　　　正确姿势　　　　错误姿势

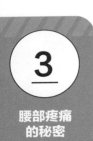
脊柱侧弯，是脊柱的非正常弯曲，而它与我们每个人的健康和日常生活息息相关。接下来，我们深入探讨它的种类和它是如何发展的。

弯曲的秘密：认识脊柱侧弯的类型和特征

脊柱侧弯不是一个统一的疾病，它有多种类型，每一种都有其独特的原因和特征。

● **先天性脊柱侧弯**

这种侧弯是在出生时或幼年期间就已形成的脊柱畸形。

● **神经肌肉性脊柱侧弯**

由于肌肉失去力量或神经系统的问题导致的脊柱弯曲。

● **退化性脊柱侧弯**

这是由于老年人的脊椎关节退化而逐渐形成的脊柱侧弯。

● **特发性脊柱侧弯**

这是最常见的类型，特别是在女孩子的青春期，原因目前仍不完全明确。

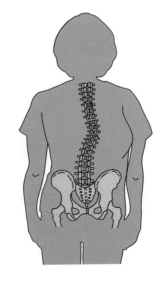

脊柱侧弯 身体的曲线之谜：深入了解

曲折的病理过程：探索脊柱侧弯的发展过程

● **发病初期**

可能只是轻微的脊柱不平衡或偏向一侧的倾斜，这时通常不易被察觉。

● **中期发展**

随着时间的推移，脊柱的弯曲角度可能会增加，表现为明显的"C"形或"S"形。

● **严重期**

在某些情况下，如果没有得到及时治疗，脊柱侧弯可能会进一步发展，导致严重的身体畸形和其他健康问题。

正常脊柱　　　　　　　"C"形脊柱侧弯　　　　　　　"S"形脊柱侧弯

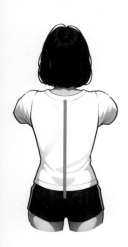 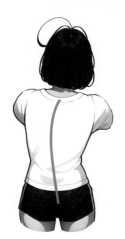 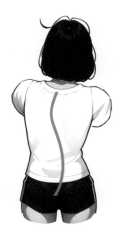

3

腰部疼痛
的秘密

脊柱侧弯

身体的曲线之谜：深入了解

自然之美与健康：了解脊柱侧弯对身体的影响

脊柱侧弯不仅是身体的结构问题，它对身体的整体健康和功能都有深远的影响。从外观到内在机能，我们一起来了解这些影响。

● **外观的改变**

脊柱侧弯会使得头部侧倾，肩胛骨突出，乃至一侧的髋部或肩部比另一侧高，这会导致身体的不对称。

● **身体姿势与运动**

由于身体的平衡被打破，可能会导致在行走、坐立和其他活动中感觉疼痛，因此在日常生活中保持正确姿势十分必要。

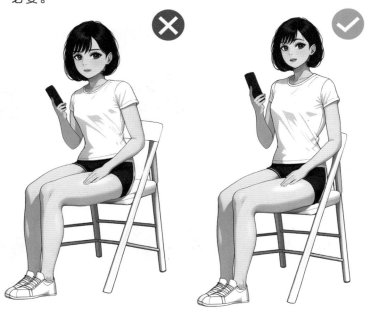

挺直脊柱：科学方法预防和纠正脊柱侧弯

面对脊柱侧弯，我们并非束手无策。通过科学的方法，我们可以预防和纠正这一问题。姿势矫正及运动治疗：对于弯曲角度小于 20 度的患者，物理治疗是一种有效的方法。定期的矫正运动可以帮助恢复脊柱的正常形状。

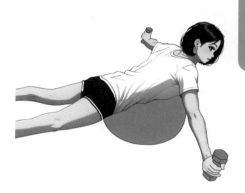

● 穿戴矫形支架

在20度到50度的弯曲中，穿戴矫形支架是主要的治疗方法，可以防止脊柱进一步弯曲。

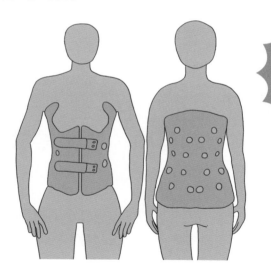

支架可以减轻脊柱的压力，帮助维持正常的脊柱姿势

● 手术治疗

对于弯曲角度大于50度的情况，手术是最有效的解决方法。手术可以修复脊柱的形状，恢复身体的对称性。

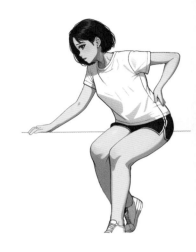

你了解椎管狭窄吗？虽然这个名词听起来很复杂，但它是中老年人常见的腰部问题。当我们的椎管（即脊椎内的通道）变窄时，它可能会对神经造成压迫，导致多种症状。本节将深入探讨这一常见疾病。

知识点

什么是椎管狭窄症？

- 脊椎中央的神经通道变窄，即椎管变窄，压迫神经从而引起疼痛的疾病。
- 随着年龄增长而出现的脊柱退行性疾病。
- 向前弯腰或坐在椅子上时，疼痛可以缓解。

椎管狭窄的背后：揭秘椎管狭窄的原因

椎管狭窄的原因多种多样，但最常见的原因是退行性的关节疾病。随着年龄的增长，骨和软骨可能会变得厚重，形成骨刺，这可能导致椎管变窄。

● 退行性关节炎

由于年龄增长和长时间的使用，脊柱关节可能会退化，导致关节炎。

你了解多少

揭开椎管狭窄的神秘面纱：

- **韧带的肥厚**

  脊柱的韧带可能会变厚和硬化，进一步狭窄椎管。

- **椎间盘突出或破裂**

  椎间盘是脊椎骨之间的缓冲垫，它可能会突出或破裂，并进入椎管内。

- **先天性椎管狭窄**

  有些人生来椎管存在问题，这使他们更容易出现椎管狭窄的症状。

- **其他因素**

  包括肿瘤、创伤或脊柱变形也可能导致椎管狭窄。

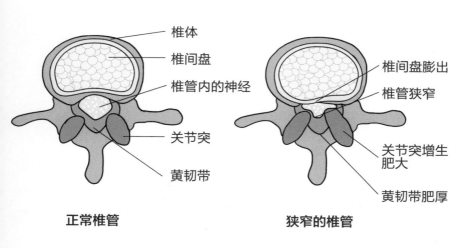

椎体	椎间盘膨出
椎间盘	椎管狭窄
椎管内的神经	
关节突	关节突增生肥大
黄韧带	黄韧带肥厚

正常椎管　　　　　　　　　狭窄的椎管

神经受困的症状：了解椎管狭窄引起的常见症状

当椎管变窄并压迫到神经时，可能会出现以下症状。

揭开椎管狭窄的神秘面纱：

你了解多少

- **腰痛**

  这是最常见的症状，尤其是疼痛在活动后加重。

- **腿部疼痛和麻木**

  当神经受压放射到腿部时，可能会出现腿部刺痛、麻木或疼痛。

- **腿部或臀部的无力感**

  尤其是行走时。

- **尿失禁和排便困难**

  这是严重情况下的症状，需要立即就医。

- **行走困难**

  因为疼痛或麻木，患者可能会发现自己不能行走很长的距离。

  如果您或您认识的人出现上述症状，请及时咨询医生，以获得正确的诊断和治疗建议。

椎管狭窄可能会引起神经受压，导致一系列症状

椎管狭窄的症状不适程度因个体差异而不同

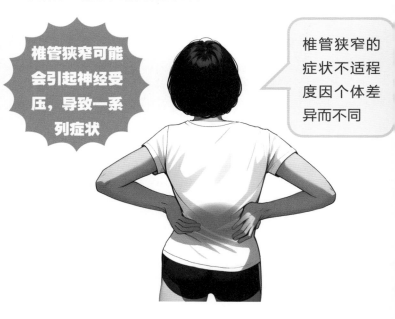

狭小的椎管也会有大问题：探索椎管狭窄对身体的影响

虽然椎管狭窄听起来只是一个局部的问题，但其对身体的影响可以是广泛的。这是因为脊柱是神经系统的中心轴，如果其受到影响，许多身体部位都可能受到牵连。

● **影响行走**

被压迫的神经可能导致腿部疼痛和麻木，影响正常行走。

● **影响日常生活**

椎管狭窄可能会导致患者难以弯腰、提东西或进行其他日常活动。

● **影响精神状态**

长期的疼痛和不适可能导致患者出现焦虑、抑郁等心理状况。

● **影响睡眠**

由于疼痛或不适，患者可能难以入睡或难以保持睡眠。

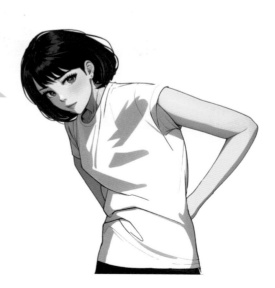

椎管狭窄会压迫或挤压椎管内的神经结构

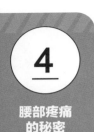
揭开椎管狭窄的神秘面纱：你了解多少

改善椎管狭窄的秘诀：预防和缓解椎管狭窄的有效方法

预防总是优于治疗。以下是一些可以帮助预防椎管狭窄或缓解其症状的建议。

● **坚持锻炼**

通过增强背部和腹部的肌肉，可以更好地支撑脊柱。

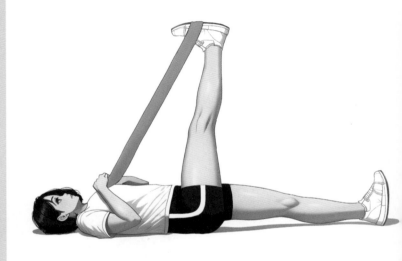

常见的锻炼包括腹部肌肉训练、背部伸展、核心训练、瑜伽和游泳等，这些都有助于增强核心肌群，给脊柱提供更好的支撑。在开始任何新的锻炼计划之前，建议先咨询医生或专业教练。

● 保持良好的姿势

　　无论是站立、行走还是坐着，保持脊柱正直都很重要。

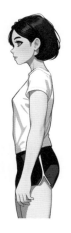

● 控制体重

　　体重过重可能会增加脊柱的负担，进一步加速退化过程。

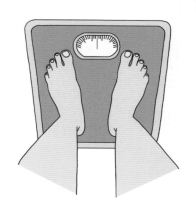

● 不要长时间坐着

　　坐着时，尽量每隔1小时起身走动几分钟。

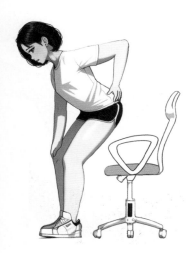

● 正确的举重物的技巧

　　举重物时背要挺直，用腿的力量而不是背部的力量。

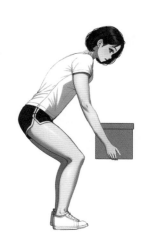

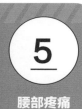

解析骶髂关节疼痛：身体中的隐藏故事

骶髂关节是连接脊椎与骨盆、上半身与下半身、中轴骨与四肢骨，以及身体两侧的中心关节。骶髂关节在走路、跨步、坐、弯曲和其他日常活动中发挥着关键作用。骶髂关节功能障碍是引起骶髂关节疼痛的常见原因之一。

关节的联结：解析骶髂关节的结构和功能

骶髂关节是我们身体的基础支撑，它承担着连接上半身和下半身的重要任务。这个关节的核心功能是在我们的日常活动中提供稳定性和灵活性。骶髂关节由骨盆和骶骨构成，通过一系列复杂的韧带和肌肉相互连接。这些结构的紧密合作，使我们能够进行弯腰、扭转等动作，同时保护脊椎不受冲击。

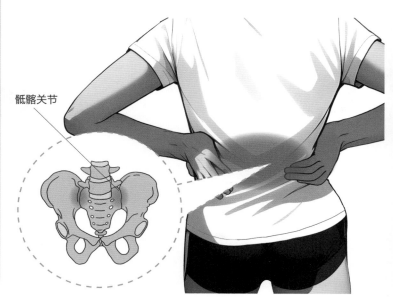

骶髂关节

不舒服的腰臀部：探索骶髂关节疼痛的症状和诊断方法

骶髂关节疼痛可能表现为臀部、下背部或大腿的痛感，特别是在站立或走路时更为明显。诊断骶髂关节疼痛通常需要详细的病史采集和体格检查。医生可能会运用特定的测试，如"4"字试验，来评估是否存在骶髂关节障碍。患者可以躺在床上，治疗师一只手按住膝关节。患者一条腿伸直，另一条腿以"4"字形状放在伸直下肢处。两只手同时下压，下压时骶髂关节出现疼痛，且不能触及床面为阳性。必要时，影像学检查如 X 线或磁共振成像（MRI）可能会被用来进一步了解疼痛的原因。

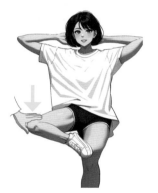 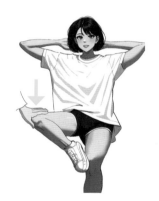

"4"字试验正常　　　　　　　　　"4"字试验异常

不稳的联结：探讨骶髂关节疼痛的病因和机制

骶髂关节疼痛的成因可能包括但不限于急性创伤、慢性劳损、关节炎或怀孕。急性创伤如跌倒可能直接影响到骶髂关节，而慢性劳损可能与日常活动中反复的压力和关节过度使用有关。在怀孕期间，体内激素的变化会改变关节的稳定性，也可能导致骶髂关节疼痛。

解析骶髂关节疼痛：身体中的隐藏故事

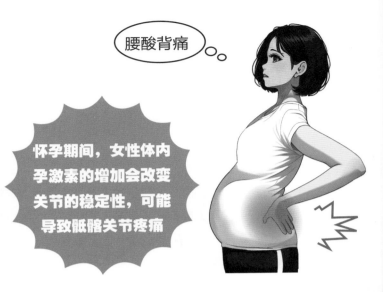

腰酸背痛

怀孕期间，女性体内孕激素的增加会改变关节的稳定性，可能导致骶髂关节疼痛

缓解疼痛之道：科学方法预防和缓解骶髂关节疼痛

管理骶髂关节疼痛的方式包括物理治疗、药物管理和生活方式的调整。物理治疗通过专门的练习可以帮助加强骨盆周围的肌肉，提高关节稳定性。非甾体抗炎药（NSAID）可能被用来减少炎症和疼痛，正确的体态和运动习惯也是预防疼痛的关键。

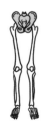

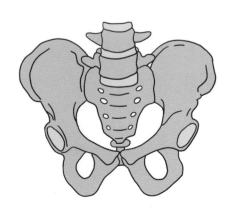

5 分钟
自我缓解
腰痛

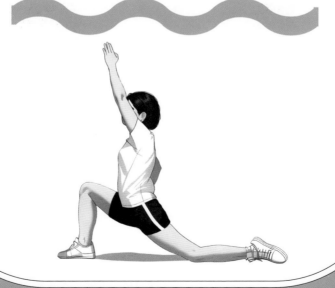

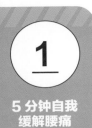
缓解久坐人群腰痛

猫式伸展

 训练时间

每组8~10次，重复3~4组，组间间歇30秒

 猫式伸展可以伸展背部肌肉，增强胸椎灵活性。动作过程中保持腹部收紧，动作缓慢而有控制。

手臂在肩部正下方

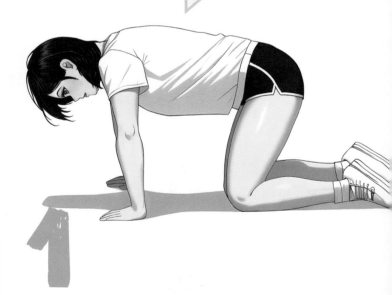

身体呈俯撑跪姿，双臂伸直且位于肩关节正下方，双手指尖朝前，背部保持平直。

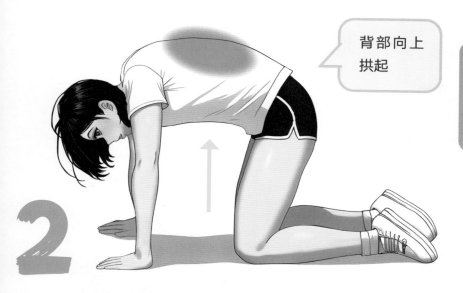

背部向上
拱起

四肢姿势保持不变，在吸气的同时将背部向上拱起至最大限度
（头部随之向下运动），保持2秒。

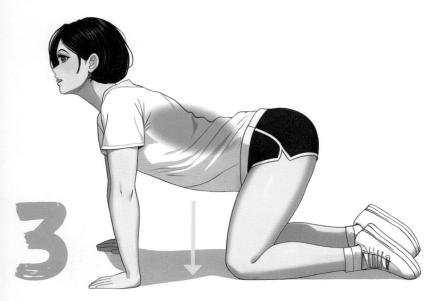

然后在呼气的同时将背部下压至最大限度（头部随之上抬），
保持2秒。重复拱起和下压背部至规定次数。

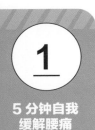

缓解久坐人群腰痛

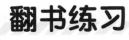

翻书练习

 训练时间

每侧8~10次/组，重复
3~4组，组间间歇30秒

下方的手臂始
终贴紧地面

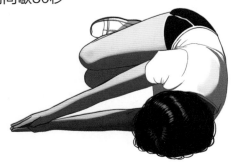

身体呈左侧卧姿势，双腿屈髋、屈膝90度，双臂
于肩关节正前方伸直，双掌并拢，吸气。

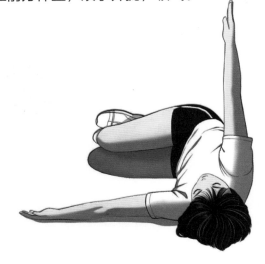

保持左臂紧贴地面，在呼气的同时躯干向右侧旋
转，右臂缓慢向右打开。

翻书练习可以增强胸椎灵活性。对于身体的协调性和稳定性有很好的锻炼作用。动作过程中保持髋部及下肢姿势不变，头部跟随打开的手臂同步转动。

3

如同书页翻开的轨迹，右臂打开至最大限度，保持1~2秒。恢复至起始姿势，重复规定次数后，换另一侧进行该动作。

打开至最大限度

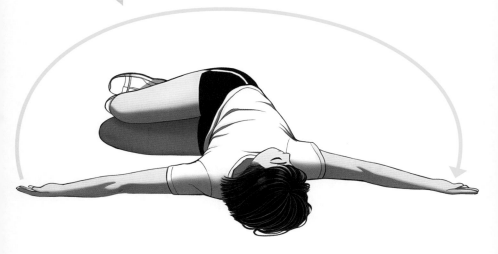

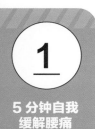
缓解久坐人群腰痛

泡沫轴松解大腿前侧软组织

 训练时间

每组30~60秒，重复3~4
组，组间间歇30秒

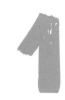

身体呈俯卧姿势，双
肘屈曲撑地，将泡沫轴置
于大腿下方。

慢慢将身体的重
量移到泡沫轴上，
使其在大腿前侧软
组织上施加压力

背部挺直，动作
不要过快

身体放松

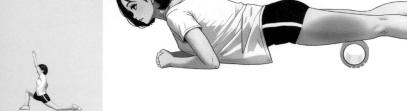

放松大腿前侧筋膜与肌肉，有助于促进髋关节周围软组织功能恢复。滚压过程中保持腹部收紧，身体稳定。初学者开始时可以选择较软的泡沫轴，逐渐过渡到更硬的泡沫轴。

全程保持核心收紧

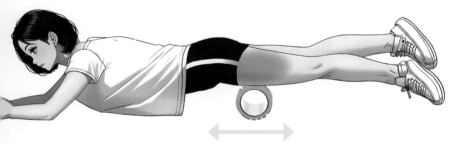

2

　　双臂推地，带动身体前后移动，使泡沫轴在大腿处慢慢来回滚动，并可在有明显酸痛点的位置进行反复滚动，滚动至规定时间。

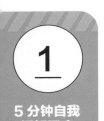

5 分钟自我缓解腰痛

缓解久坐人群腰痛

泡沫轴松解大腿外侧软组织

⏱ **训练时间**

每侧30~60秒/组，重复
3~4组，组间间歇30秒

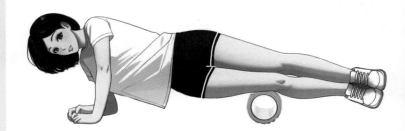

通过调整上肢支撑的角度，可以改变身体的压力分布

1

身体呈右侧卧姿势，右臂屈曲、左臂伸直，用右前臂和左手支撑于地面，双腿伸直，将泡沫轴置于右腿大腿下方。

放松大腿外侧筋膜与肌肉，有助于促进髋关节周围软组织功能恢复。滚压过程中保持腹部收紧，身体稳定。根据个人的感觉，可以调整滚动的强度和时间。

缓慢滚动泡沫轴，覆盖整个大腿外侧区域

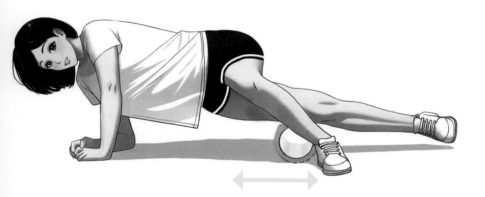

2

左腿屈曲，支撑于右腿前侧，左手和左脚推地，带动身体前后移动，使泡沫轴在右腿大腿处慢慢来回滚动，并可在有明显酸痛点的位置进行反复滚动。滚动至规定时间后，换另一侧进行该动作。

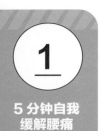

缓解久坐人群腰痛

拉伸髂腰肌

 训练时间

每侧20~30秒/组，重复3~4组，组间间歇30秒

均匀呼吸

背部挺直，动作不要过快

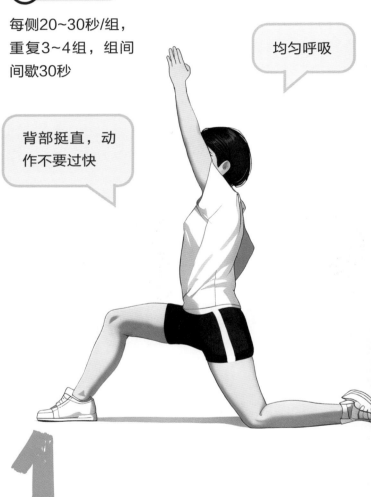

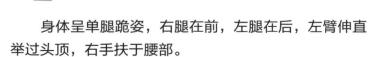

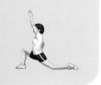

身体呈单腿跪姿，右腿在前，左腿在后，左臂伸直举过头顶，右手扶于腰部。

这个伸展动作有助于放松髂腰肌，改善大腿的柔韧性。可以逐渐增加伸展的程度，但应避免过度拉伸，以免造成拉伤。这个动作可以在锻炼前进行，作为日常伸展动作。

避免弯腰驼背

2

保持躯干挺直，身体重心前移并下压，同时左臂进一步向上伸展，直至左侧髂腰肌有中等强度的拉伸感。保持20~30秒后，换另一侧进行该动作。

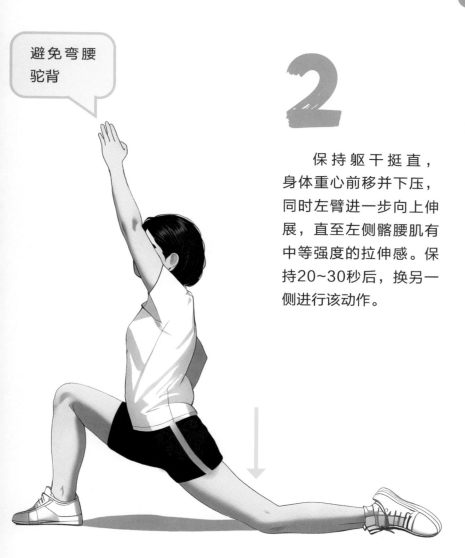

减轻久站人群腰痛

仰卧呼吸训练

 训练时间

做10~15次，吸气大约用
时4秒，然后屏气2秒，
呼气大约用时6秒

身体放松，仰卧在垫子上，双手叠放在腹部，双脚并拢。用鼻腔缓缓吸气，大约用时4秒，胸廓尽量保持不动，感觉双手被腹部向上和向两侧顶起；然后屏气2秒。

深而缓慢地呼吸，
吸气时使腹部膨胀

身体放松

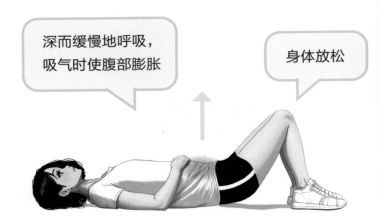

仰卧呼吸训练可以激活膈肌，降低易紧张的肌肉的张力，协调维持机体稳态。在运动过程中，按照节奏缓慢、持续进行吸气和呼气。

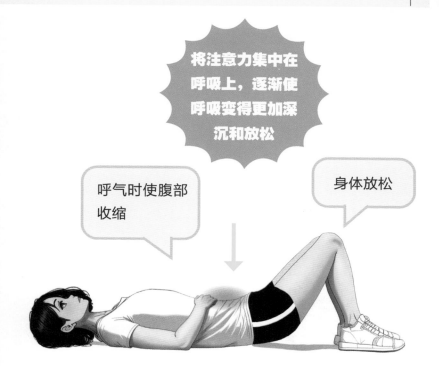

将注意力集中在呼吸上，逐渐使呼吸变得更加深沉和放松

呼气时使腹部收缩

身体放松

2

用嘴缓缓将气体呼出，大约用时6秒，并在呼气的同时收缩腹部，以尽量将气体呼出。重复规定次数。

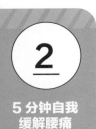
泡沫轴滚压大腿后侧练习

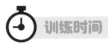 **训练时间**

每侧30~60秒/组，重复
3~4组，组间间歇30秒

1

身体呈坐姿，右腿伸直，将泡沫轴放在右腿大腿下方，左腿屈膝置于右腿外侧，双臂伸直，双手支撑身体。

> 手臂在肩部正下方

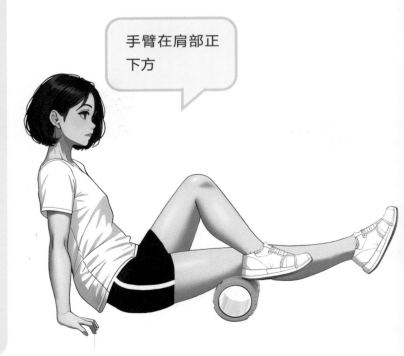

在进行练习时，要注意选择适合自己的泡沫轴，以免引起不适或伤害。坚持进行练习，有助于提高大腿后侧的柔韧性，减轻紧张感。

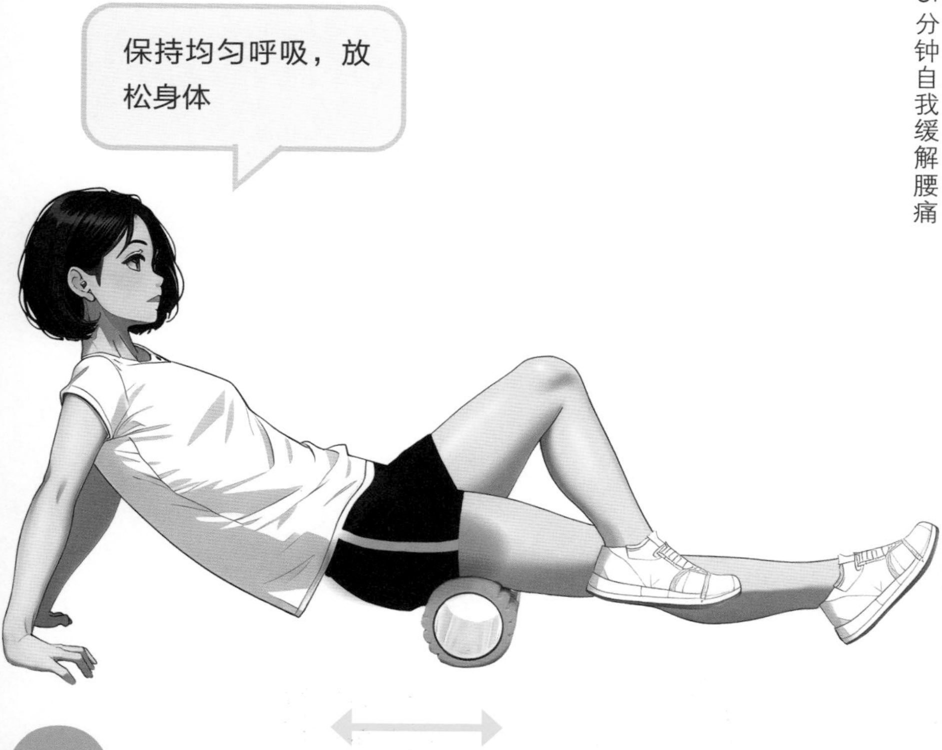

保持均匀呼吸，放松身体

2

核心收紧，带动身体前后移动，使泡沫轴在右腿大腿处慢慢来回滚动，并可在有明显酸痛点的位置进行反复滚动。滚动至规定时间后，换另一侧进行该动作。

减轻久站人群腰痛

静态牵拉臀肌训练

 训练时间

每侧8~10次/组，重复
2~3组，组间间歇30秒

身体呈仰卧姿势，左腿伸直，右腿屈髋、屈膝上抬，双手抱住右腿小腿。双手拉动右腿小腿使其靠近躯干，直至臀部肌肉有中等强度的拉伸感。保持20~30秒后。完成规定次数，换到另一侧进行该动作。

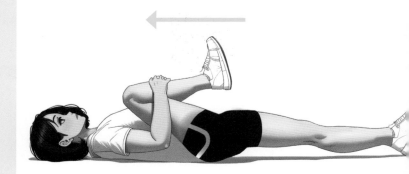

髋 部 紧 贴
地面

静态侧向平板支撑练习

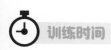训练时间

每侧8~10次/组，重复
2~3组，组间间歇30秒

身体呈侧卧姿势，右前臂放
在地面上，用手肘支撑身体。左
手叉腰，双腿伸直叠在一起。

身体保持稳定

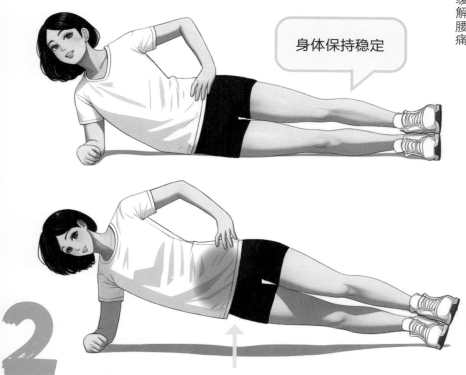

用手肘和脚支撑身体，将臀部抬离地面，使身体形成一条直线。
保持这个姿势8~10秒。恢复至起始姿势，完成规定次数，换到另一侧
进行该动作。

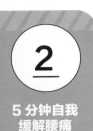
减轻久站人群腰痛

仰卧挺髋

 训练时间

每组8~10次，重复2~3
组，组间间歇30秒

　　身体呈仰卧姿势，双腿
屈膝，双脚脚跟着地，双手
放在身体两侧，自然摆放。

双手放在身体两
侧，手掌朝下，手
指指向脚尖

身体放松

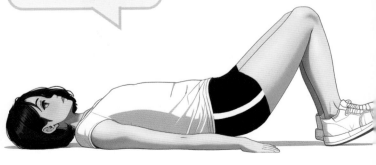

仰卧挺髋可以提高髋关节稳定性，增强臀部和腹部肌肉，改善腰部的灵活性和稳定性。动作过程中保持身体稳定，避免双腿向外打开。

全程保持核心收紧

2

核心收紧，髋部向上顶起至躯干与大腿呈一条直线，并在肌肉收紧至最大限度时保持1~2秒，有控制地放下髋部至即将接触地面，重复规定次数。

缓解产后妈妈腰痛

90-90 呼吸

⏱ 训练时间

每组10~15次，重复2~3
组，组间间歇30秒，吸气
大约用时4秒，然后屏气2
秒，呼气大约用时6秒

身体放松，仰卧在垫子上，双手放在腹部，双腿屈髋、屈膝90度向上抬起，小腿平放在椅子上。用鼻腔缓缓吸气，大约用时4秒，胸廓尽量保持不动，感觉双手被腹部向上和向两侧顶起；然后屏气2秒。用嘴缓缓将气体呼出，大约用时6秒，并在呼气的同时收缩腹部，以尽量将气体呼出。重复规定次数。

身体放松

持续进行吸气和呼气

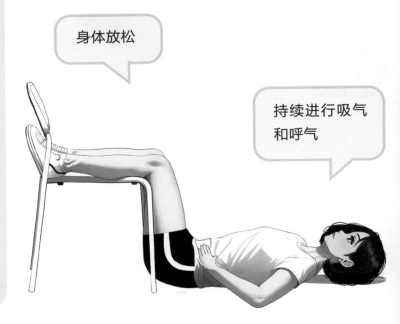

单腿抱膝伸展

训练时间

每侧20~30秒/组，重复
3~4组，组间间歇30秒

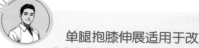

单腿抱膝伸展适用于改善大腿后侧、臀部和腰部的灵活性，同时也可以缓解日常生活中的腰部紧张感。运动过程中要控制动作，确保拉伸感适中，避免过度拉伸导致不适。

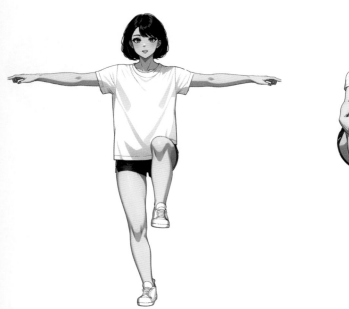

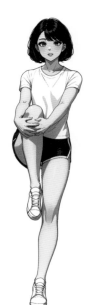

　　身体呈站立姿势，右腿伸直，左腿屈膝的同时使用双手抱住小腿，轻轻将膝盖拉向胸部，直至大腿后侧、臀部和腰部有中等强度的拉伸感。保持20~30秒，换另一侧进行该动作。

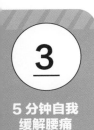

缓解产后妈妈腰痛

骨盆灵活性训练

 训练时间

每组8~10次，重复2~3组，组间间歇30秒

保持核心稳定，不要让身体晃动或失去平衡

平稳呼吸，放松身体

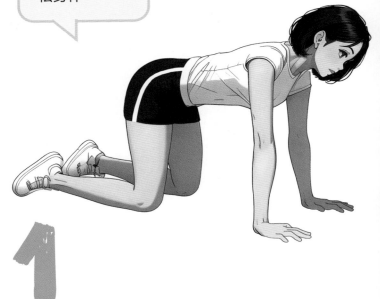

身体呈四点支撑姿势，双臂于肩关节正下方伸直，双膝于髋关节正下方屈曲 90 度，头部与躯干呈一条直线。

骨盆灵活性训练有助于改善骨盆位置，以及锻炼臀部和腰部肌肉。将身体从头到臀部保持在一条直线上，注意不要塌腰或拱背。

全程核心肌群收紧

2

　　收缩臀部肌肉，将骨盆向后倾。保持脊椎中立，不要让背部拱起或腰部下垂。保持后倾的姿势10秒，感受臀部和腰部的发力。恢复至起始姿势，重复规定次数。

缓解产后妈妈腰痛

内收肌训练

 训练时间

每侧8~10次/组，重复
3~4组，组间间歇30秒

1

保持核心稳
定，不要让身
体晃动或失去
平衡

身体呈侧卧姿势，右
腿屈膝置于左腿前侧，左
腿伸直抬离地面，左手置
于脑后支撑头部，右手置
于身体前方。

确保髋部和躯干
呈一条直线，不
要弯曲

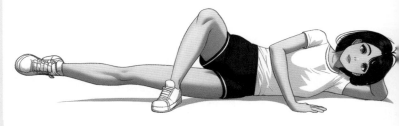

内收肌训练是一种有针对性的锻炼，主要用于加强髋部内收肌群。这个练习有助于提高髋部稳定性，改善下半身的功能，并对髋部问题康复和改善运动表现有积极作用。

缓慢有控制地将抬起的腿放回起始位置，不要让腿迅速下降

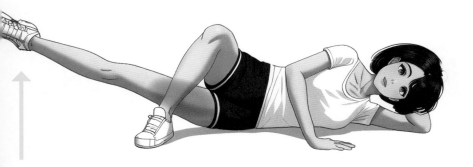

2

右手和右腿发力，将左腿抬起至最高点，保持短暂的停顿，感受内收肌的收缩。恢复至起始姿势，重复规定次数后，换另一侧进行该动作。

缓解产后妈妈腰痛

站姿抬臂屈曲髋关节训练

 训练时间

每组8~10次，重复
2~3组，组间间歇30秒

背部挺直

身体呈站姿，双脚
分开与肩同宽，双手自
然置于身体两侧。

双脚分开与肩
同宽

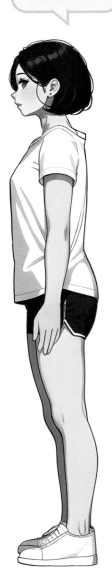

这个训练可以有效地加强髋关节周围的肌肉，尤其是大腿内侧的肌肉群；同时，它有助于提升平衡感和核心稳定性。

动作过程中保持身体稳定

强化下肢力量，纠正与强化硬拉动作模式，在动作执行的过程中保持正常的呼吸，不要屏住呼吸

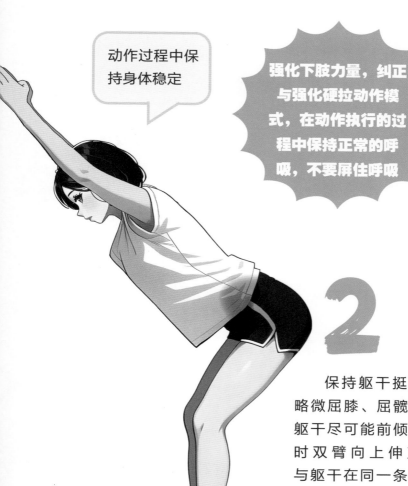

2

保持躯干挺直，略微屈膝、屈髋，使躯干尽可能前倾；同时双臂向上伸直且与躯干在同一条直线上。然后恢复至起始姿势，重复规定次数。

减轻骶髂关节疼痛

动态四点支撑肢体伸展训练

 训练时间

每侧8~10次/组，重复
3~4组，组间间歇30秒

> 核心收紧，背
> 部平直

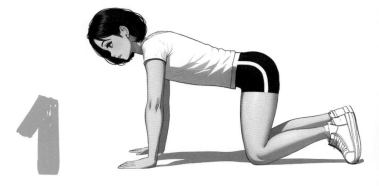

身体呈俯撑跪姿，双臂伸直且位于肩关节正下方，
双手指尖朝前，背部平直。双膝与髋同宽，脚尖着地。

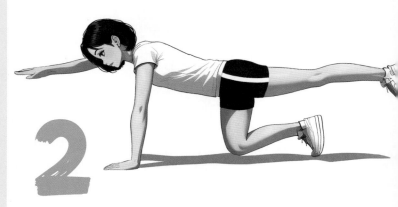

核心收紧，缓慢抬起并伸直右臂和左腿，直至约与
地面平行。

动态四点支撑肢体伸展训练主要锻炼腰部、臀部、手臂和腿部肌肉，同时也有助于提升全身的柔韧性。在这个姿势中，应保持均匀呼吸。

均匀呼吸

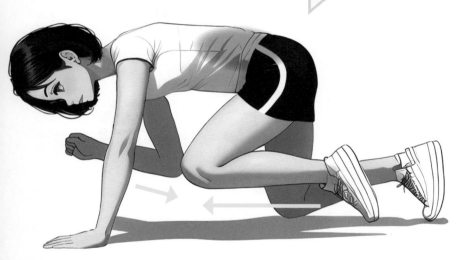

3

右臂和左腿向内收回，使右手肘部和左膝触碰。然后恢复至起始姿势，重复规定次数后，换另一侧进行该动作。

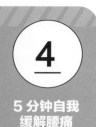

减轻骶髂关节疼痛

动态仰卧肢体伸展

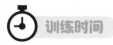
训练时间

每侧8~10次/组，重复
3~4组，组间间歇30秒

身体呈仰卧姿势，双臂
于头部两侧向后伸直，双腿
伸直且微微抬离地面。

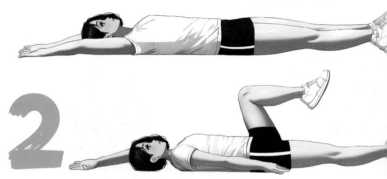

左臂和右腿姿势不变，右臂向前伸直滑动至体侧；同
时左腿屈髋、屈膝向上抬起至髋关节和膝关节均呈约 90
度，保持 1~2 秒。

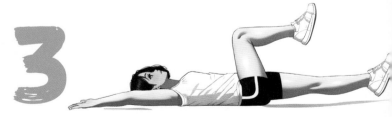

右臂向后伸直过头顶，左腿伸直。然后左臂向前伸直
滑动至体侧，右腿屈髋、屈膝向上抬起至髋关节和膝关节均
呈约 90 度，保持 1~2 秒。两侧交替，重复进行规定次数。

筋膜球按压梨状肌

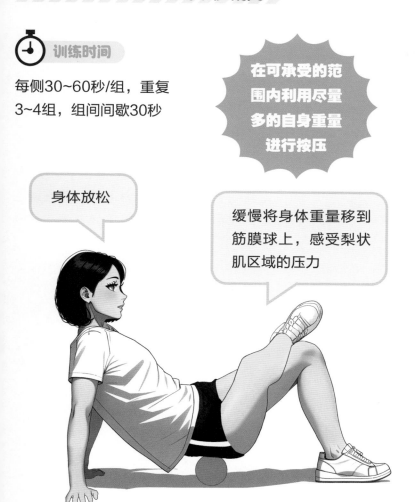

⏱ **训练时间**

每侧30~60秒/组，重复
3~4组，组间间歇30秒

在可承受的范围内利用尽量多的自身重量进行按压

身体放松

缓慢将身体重量移到筋膜球上，感受梨状肌区域的压力

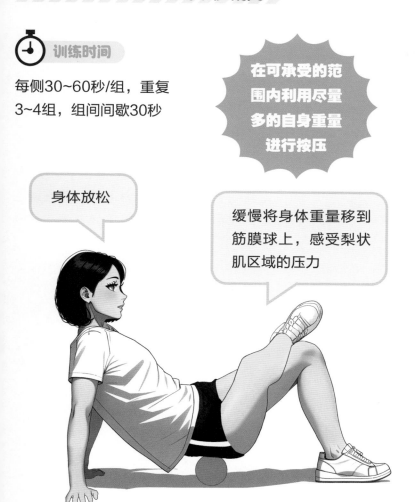

　　身体呈坐姿，双臂伸直支撑于身体后侧，左腿屈膝支撑于地面，右腿屈膝上抬，右脚放在左膝上，将筋膜球置于右侧臀部外侧下方。身体移动，使筋膜球在右侧臀部外侧周围缓慢来回滚动，寻找明显的酸痛点，并可在酸痛点处着力滚动。滚动至规定时间后，换另一侧进行该动作。

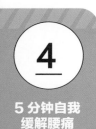

减轻骶髂关节疼痛

拉伸腘绳肌

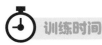 训练时间

每侧8~10次/组，重复
3~4组，组间间歇30秒

身体呈仰卧姿势，左腿伸直，右腿屈髋、屈膝向上抬起。将弹力带的一端缠绕在右脚上，双手于腹部上方拉住弹力带的另一端，使弹力带具有一定张力。

双手握住弹力带，确保弹力带的张力适中

保持呼吸自然流畅，不要屏住呼吸

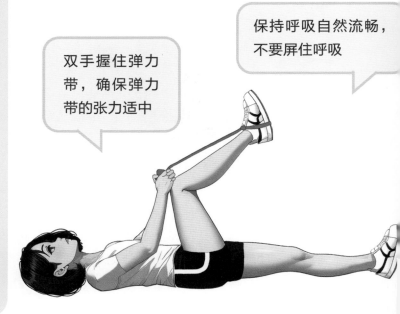

拉伸腘绳肌有助于减轻腘绳肌的紧张感，提高腘绳肌的柔韧性，对缓解腰部不适和改善运动表现有积极的作用。拉伸过程中保持躯干紧贴地面，双手拉紧弹力带。

缓慢地将右腿向上拉动，感受弹力带对右侧腘绳肌的轻微牵拉

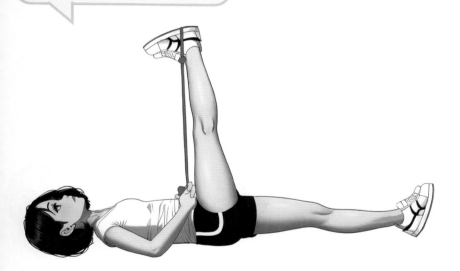

2

双手拉动弹力带，将右腿向上拉，直至右侧腘绳肌有中等程度的拉伸感。保持20~30秒，恢复至起始姿势，完成规定的次数，换另一侧重复该动作。

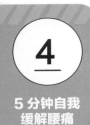
减轻骶髂关节疼痛

静态—臀桥

 训练时间

每组20~40秒，重复3~4组，组间间歇30秒

保持深而平稳的呼吸，让身体在这个静态位置得到放松

双膝弯曲，使大腿与地板呈约90度。膝盖与脚踝保持对齐

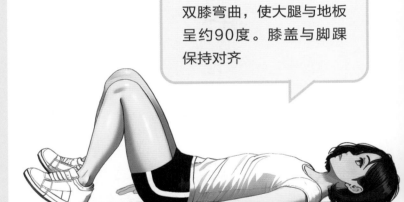

身体呈仰卧姿势，双膝弯曲，双脚脚跟平放在地板上，与臀部宽度相近。将双手自然放在身体两侧，掌心朝下。

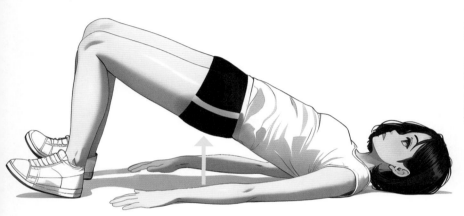

确保肩膀、背部和双脚都保持稳定，不要晃动

静态-臀桥是一种针对臀部和髋部肌肉的有效练习，有助于增强臀部肌肉和腰部肌肉，提高核心稳定性。可以将它作为整体身体训练的一部分，也可以单独进行这个练习。运动过程中，注意不要使背部过度弯曲或翘起，随着能力提升，逐渐延长保持时间。

2

通过收紧臀部肌肉将髋部缓慢抬离地面。确保从肩膀到膝盖形成一条直线，不要使背部过度弯曲或翘起。保持20~40秒。缓慢放低臀部，回到初始仰卧姿势。

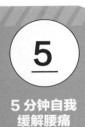

改善腰肌劳损人群腰痛

婴儿式

 训练时间

每组8~10次，重复3~4组，间歇30秒

注意感受腰椎区域的拉伸感，可以尝试微微侧身以加深对腰部的伸展

颈部和肩部放松，让头部自然下沉

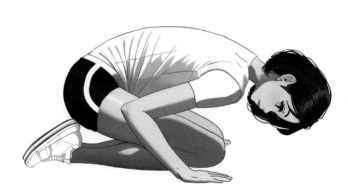

1

双手掌心朝下

身体呈跪坐姿势，双腿分开与臀部同宽，双脚的大脚趾相互靠拢，双臂屈肘撑地。头部自然地靠近地板。

婴儿式是一种非常轻松的姿势。这个姿势有助于缓解背部和臀部的压力。如果膝盖感到不适或有疼痛，可以在膝盖下垫上瑜伽垫或折叠的毯子。根据个人的舒适度，可以调整手臂的位置和臀部的位置。

缓慢地弯腰，将上半身前倾，尽量贴近地板。臀部坐在脚后跟上方。双臂前伸，手掌放在地板上，与双肩宽度相同。手臂可以选择伸直或略微弯曲。保持30秒。恢复至起始姿势，完成规定的次数。

在婴儿式停留时，进行深而缓慢的呼吸。深呼吸有助于放松身体，拉伸背部和臀部

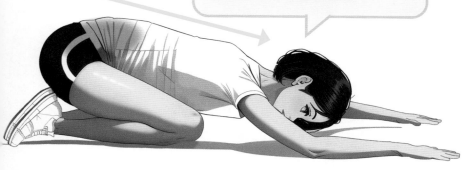

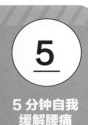

改善腰肌劳损人群腰痛

静态自身对抗

 训练时间

每组20~40秒，重复3~4
组，组间间歇30秒

　　身体呈仰卧姿势，双腿屈膝向上抬起，髋关节与膝关节均呈90度，头部和肩部向上抬起，双臂伸直前伸，双手握住双膝，保持核心收紧。双臂发力向后推动双膝，使双腿具有向后运动的趋势；同时双腿发力对抗双臂呈向前运动的趋势，使双腿姿势保持不变。保持双臂与双腿静态对抗姿势至规定时间。

保持身体稳定，
避免头部用力

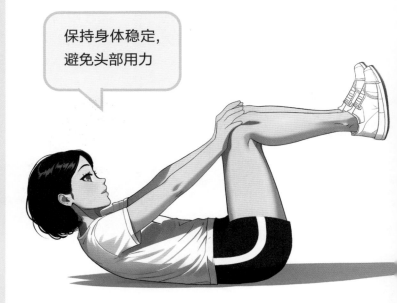

筋膜球滚压髂腰肌激痛点训练

训练时间

每侧30~60秒/组，重复
3~4组，组间间歇30秒

身体呈俯卧姿势，双手叠放在下巴下方，将筋膜球置于左侧髋关节下方。身体移动，使筋膜球在左侧髋关节周围缓慢来回滚动，寻找明显的酸痛点，并可在酸痛点处着力滚动。滚动至规定时间后，换另一侧进行该动作。

通过调整身体的位置
来调整压力的强弱

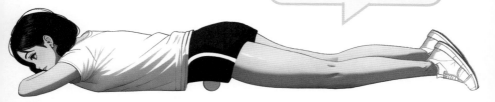

身体放松

使用筋膜球进行滚压髂腰肌激痛点训练是一种自我放松方式，有助于缓解髂腰肌的紧张和疼痛。在可承受的范围内利用尽量多的自身重量进行按压。若出现明显的刺痛或不适（而非正常的酸痛感），应立即停止训练。

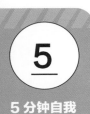

改善腰肌劳损人群腰痛

动态俯卧肢体伸展

 训练时间

每侧8~10次/组，重复
3~4组，组间间歇30秒

动作应该流畅
而舒适，避免
过度拉伸或用
力过猛

双臂伸直，位于
头部两侧，手掌
掌心相对

将躯干和髋部紧贴地
面，确保腰椎处于舒
展的状态

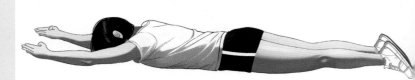

双腿微抬

身体呈俯卧姿势，躯干和髋部紧贴地面，双臂于头
部两侧向前伸直并微微向上抬起，双腿并拢伸直且微微
向上抬起。

动态俯卧肢体伸展是一种通过激活并强化背部肌群，增强核心稳定性的运动。这种训练方法通过不断运动来渐进性地拉伸和激活肌肉。

感受背部和腿部肌肉的伸展

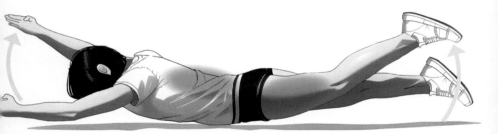

2

保持左臂和右腿姿势不变，右臂和左腿同时伸直上抬至最大限度，保持1~2秒。恢复至起始姿势，重复规定次数后，换另一侧进行该动作。

5

改善腰肌劳损人群腰痛

仰卧卷腹

 训练时间

每组8~10次，重复3~4组，组间间歇30秒

身体呈仰卧姿势，双膝屈曲且分开至与髋同宽，双脚完全触地，双手交叉放于胸前。

避免颈部过度用力来抬升上半身，确保动作主要由腹部肌肉发力完成

保持核心收紧，避免头部、颈部和手臂发力

双臂在胸前交叉，双手轻轻触摸肩膀

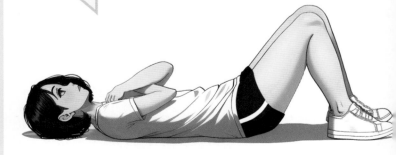

仰卧卷腹是一种有效的腹部锻炼，有助于强化腹肌，改善核心稳定性。根据个人的健康状况和锻炼水平，可以适当调整动作的难度和重复次数。

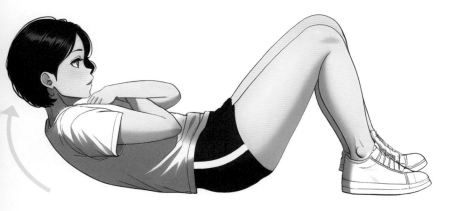

2

　　保持双脚及臀部紧贴地面，腹部发力带动躯干向上卷起，直至上背部完全离开地面，保持1~2秒。躯干有控制地下放至肩部接触地面。重复向上卷起躯干至规定次数。

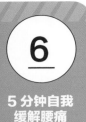

6

缓解腰椎间盘突出人群腰痛

泡沫轴按压胸椎周围软组织

 训练时间

每组30~60秒，重复3~4组，组间间歇30秒

身体呈仰卧姿势，双腿屈膝，双脚分开撑地，双手置于脑后，将泡沫轴置于背部下方，将臀部抬离地面。

将泡沫轴放置在胸椎位置，找到感到紧张或不适的区域

将泡沫轴放置在背部下方，与胸椎对齐

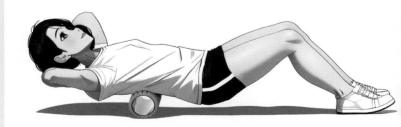

此动作可以放松上背部筋膜与肌肉，促进胸椎周围软组织功能恢复。运动时有意识地将胸椎分为上、中、下三个节段，然后按照从下至上的顺序依次对每个节段进行滚压，并保持呼吸均匀。

缓慢移动身体，让泡沫轴在目标区域来回滚动

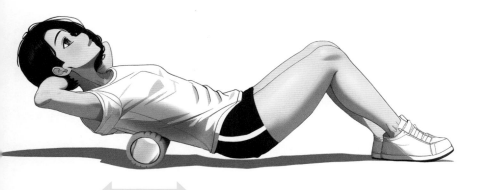

2

双脚推地，带动身体前后移动，使泡沫轴在上背部慢慢来回滚动至规定时间，并可在有明显酸痛点的位置进行反复滚动。

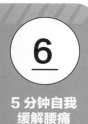
缓解腰椎间盘突出人群腰痛

弓步胸椎旋转

🕐 训练时间

每侧8~10次/组，重复
3~4组，组间间歇30秒

1

双腿呈弓步姿势，
左腿屈髋、屈膝90度在
前，右腿屈膝90度在后
且膝关节不触地，右脚脚
尖撑地，双臂向前水平伸
直且双掌并拢，吸气。

保持弓步姿势，均
匀呼吸

保持脊椎的自
然延伸，注意
不要过度仰头
或低头

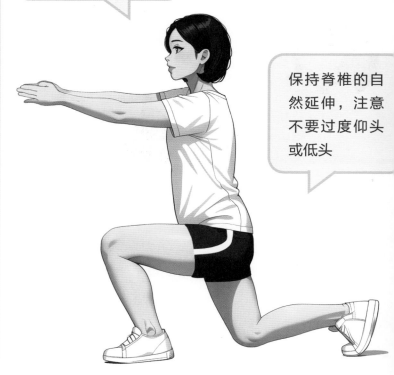

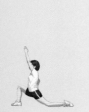

弓步胸椎旋转对于改善姿势、减轻背部疼痛、提高运动效能等方面都很重要。动作过程中，请确保姿势正确，避免过度用力或猛烈运动。

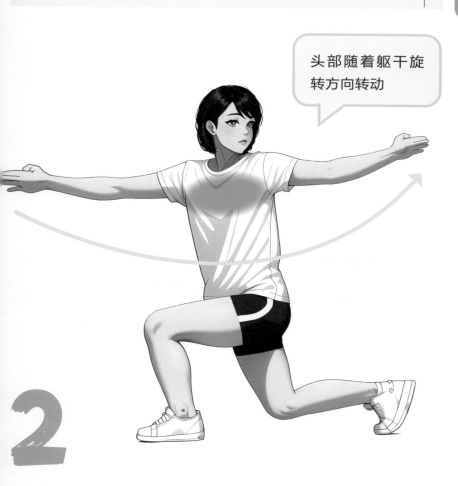

头部随着躯干旋转方向转动

2

保持右臂伸直、右肩位置固定，在呼气的同时躯干向左旋转，左臂缓慢地向左打开至最大限度。恢复至起始姿势，重复规定次数后，换另一侧进行该动作。

缓解腰椎间盘突出人群腰痛

脊柱向后伸展

 训练时间

每组8~10次，重复3~4组，组间间歇30秒

在上背部抬起的时候保持吸气，感受胸部和腹部的扩张。保持呼吸顺畅而深沉

身体平直，掌心紧贴地板

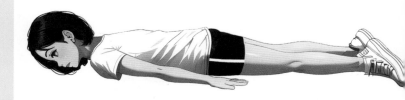

保持髋部的舒适

1

身体呈俯卧姿势，手臂自然放在身体两侧，掌心朝下。脚尖着地，双腿自然分开。

脊柱向后伸展有助于拉伸背部、加强脊柱，提高身体的灵活性。在练习时，逐渐增加伸展的程度，但要根据个人的能力和身体状况慢慢进行。

注意每个椎间的伸展，避免过度扭曲或弯曲。感受整个脊椎的拉伸

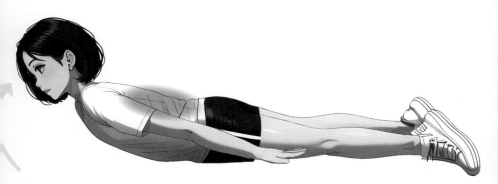

2

保持髋部及大腿紧贴地面，上背部上抬至最大限度，同时保持吸气状态。恢复至起始姿势，呼气。重复规定次数。

缓解腰椎间盘突出人群腰痛

弹力带拉伸大腿后侧训练

 训练时间

每侧20~30秒/组，重复
3~4组，组间间歇30秒

身体呈仰卧姿势，
双腿伸直，将弹力带的
一端缠绕在右脚掌上，
双手于腹部拉住弹力带
的另一端，使弹力带具
有一定张力。

确保弹力带安全且
紧密地缠绕在脚掌
上，避免弹力带滑
脱导致受伤

双手握紧弹力带一
端，身体放松，保
持均匀呼吸

双腿伸直，脚
踝间距与臀部
宽度相同

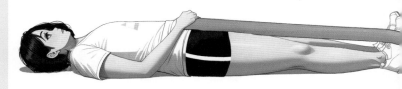

这个练习主要促进大腿后侧肌群恢复弹性。通过弹力带阻力值的改变，可以增加拉伸的幅度。

第 3 章

5分钟自我缓解腰痛

在上升过程中，保持腿部伸直

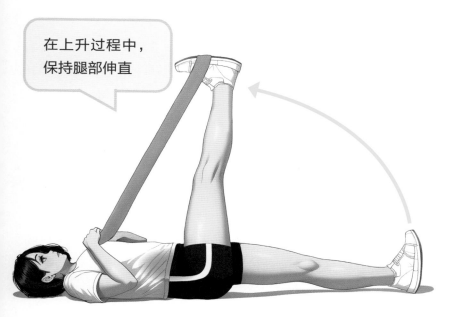

2

双手拉动弹力带，将右腿向上拉，直至右腿腘绳肌有中等程度的拉伸感。保持20~30秒后，恢复至起始姿势，换另一侧进行该动作。

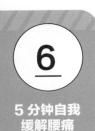
缓解腰椎间盘突出人群腰痛

臀肌伸展

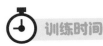训练时间

每侧20~30秒/组，重复
3~4组，组间间歇30秒

动作要缓慢进行，避免突然用力

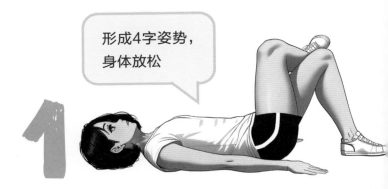

形成4字姿势，身体放松

身体呈仰卧姿势，双腿屈髋、屈膝上抬，将右脚置于左腿膝关节处，手臂自然放在身体两侧，掌心朝下。

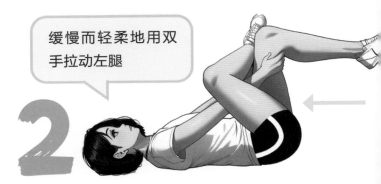

缓慢而轻柔地用双手拉动左腿

双手抱住左腿大腿，双手拉动左腿使其靠近躯干，直至左侧臀部肌群有中等强度的拉伸感。保持20~30秒后，换另一侧进行该动作。

第 4 章

改变小习惯，和腰痛说拜拜

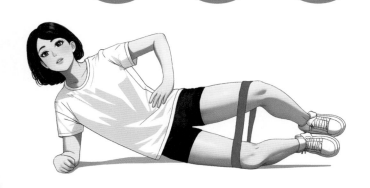

1

改变小习惯,
和腰痛
说拜拜

压力焦虑的困扰：慢性腰痛的可能原因之一

当我们面临压力时，大脑为了保护身体，可能会通过疼痛的方式提醒身体停止压力状态，从而使我们感受到身体疼痛，特别是对于非特异性腰背痛，压力和焦虑是引发它的重要原因。为了帮助大家更好地理解并评估自己的焦虑状况，现在我们来测试一下自己的焦虑程度吧！

下面这个焦虑自评量表（SAS）中的评分标准为：1分表示没有或很少时间（过去1周内，出现这类情况的日子不超过1天）；2分是小部分时间（过去1周内，有1~2天有过这类情况）；3分是相当多时间（过去1周内，3~4天有过这类情况）；4分是绝大部分或全部时间（过去1周内，有5~7天有过这类情况）。

请根据你最近1周的实际情况进行选择。

项目	1分	2分	3分	4分
1．我最近觉得比平常容易紧张或着急				
2．我最近无缘无故地感到害怕				
3．我最近容易心里烦乱或觉得惊恐				
4．我最近觉得我可能要疯了				
*5．我最近觉得一切都很好，也不会发生什么事情				
6．我最近手脚老是发抖				
7．我最近因为头痛、颈痛和背痛而苦恼				
8．我最近感觉容易衰弱和疲乏				
*9．我最近心平气和，并且容易安静坐着				
10．我最近觉得心跳得很快				

项目	1分	2分	3分	4分
11. 我最近因为一阵阵头晕而苦恼				
12. 我最近有晕倒发作，或觉得要晕倒似的				
*13. 我最近呼吸感到很容易				
14. 我最近感觉手脚麻木和刺痛				
15. 我最近因为胃痛和消化不良而苦恼				
16. 我最近常常想小便				
*17. 我最近手脚常常是干燥温暖的				
18. 我最近脸红发热				
*19. 我最近容易入睡并且一夜都睡得很好				
20. 我最近容易做噩梦				

注：*表示分数与原选项分数反向，即从4分到1分表示从没有或偶尔到总是如此。

当你完成了所有问题，对于每个问题，你可能选择了从 1~4 的某个分数，它们分别代表了你在过去 1 周中感到焦虑的时间比例。然后，将所有问题的分数加在一起，得到的是你的原始总分。为了得到一个标准化的焦虑程度分数，你需要将原始总分乘以 1.25，然后取整数部分。这样你就会得到一个在 25~100 的数值。这个数值可以让你了解到自己的焦虑程度，具体如下。

25~49 分，可以认为你的焦虑程度是正常的。

50~59 分，可能表示你有轻度的焦虑。

60~69 分，可能表示你有中度的焦虑。

70 分及以上，可能表示你有重度的焦虑。

科学方法

摆正生活姿势：减轻腰痛的

身体疼痛时，应该热敷还是冷敷

在受伤后 24~72 小时内的急性期适宜用冷敷，这可以减少组织炎症反应。建议每次冷敷 15~20 分钟，每次间隔至少 2 小时，每天冷敷 3~4 次即可。

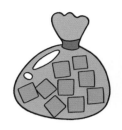

非急性期的慢性损伤或炎症，尤其是劳累性退变性损伤，适宜用热敷。热敷时间每次 15~20 分钟。注意，热敷不适用于皮肤破溃处、有皮疹者、有伤口者。

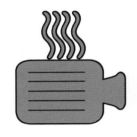

冰袋或冷敷包可以帮助收缩血管，减轻炎症和肿胀，并且可以减轻疼痛。

坐得有道：调整椅子、腰垫等工具以保持正确坐姿

正确的坐姿是预防和减轻腰痛的关键。建议使用具有良好支撑的椅子，椅背应与脊柱的自然曲线相符合。可以把腰垫或卷起的毛巾放在腰部后方，提供额外的支撑。膝盖应该与臀部保持同一水平，或者略低，双脚平放在地面上。长时间坐着后，要定期站起来活动，以减少腰部的压力。

● 驼背坐姿 ✕

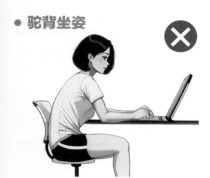

● 狮身人面坐姿 ✕

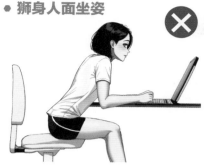

● 瘫背坐姿 ✕

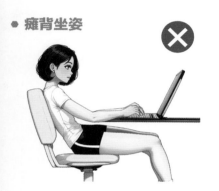

● 正确坐姿 ✓

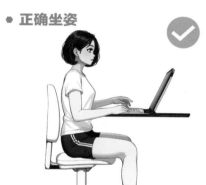

采取正确的站立姿势，减轻腰部负担

站立时，保持双脚间距与肩宽相等，分散体重至两脚。轻微弯曲膝盖，避免过度伸直膝盖。腰部不要前倾或过度后仰，保持腹部肌肉轻微收紧以支撑脊柱。若需长时间站立，尝试时不时换脚站立或使用脚凳交替抬脚，以减少腰部压力。

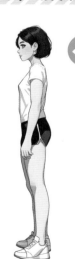

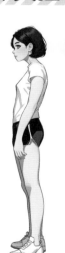

科学方法

摆正生活姿势：减轻腰痛的

搬运秘籍：学习正确的抬起和搬运重物姿势

　　抬起或搬运重物时，关键是使用腿部力量而非腰部的力量。站在物品旁边，双脚间距比肩部稍宽。弯曲膝盖和髋部下蹲，保持背部直立。抬起物品时，用腿部力量站起，避免扭转腰部。搬运物品时，保持物品靠近身体，若需要改变搬运方向，可以通过移动双脚而不是扭腰来完成。

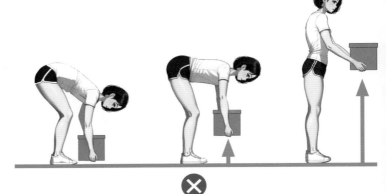

❌

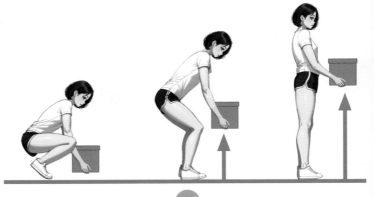

✅

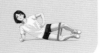

睡眠优化指南：选择适当的睡眠姿势和支撑

选择适合的床垫和枕头对于预防腰痛至关重要。床垫应提供均匀的支撑，并适应身体的曲线。睡眠时，侧卧是一个很好的选择，膝盖轻微弯曲，可以在膝盖之间放一个枕头以保持髋部的中立位置。仰卧时，可以在腰下放一个小枕头，以减轻腰部的张力。避免长时间仰卧或俯卧，这些姿势可能加重腰部的压力。

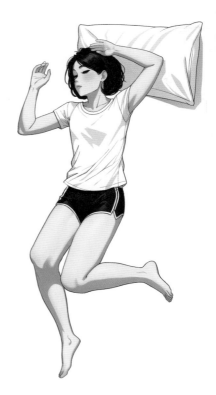

长时间保持如图中不正确的睡姿，会引发腰部的不适和疼痛

舒适的睡眠环境也是关键，包括适宜的温度和湿度。遵循规律的睡眠时间和避免在睡前使用电子设备，以及适度的身体活动也对优化睡眠质量有帮助。个体的差异也需要考虑。如果存在长期的睡眠问题，建议寻求医生或专业睡眠专家的帮助。通过这些综合调整，可以创造一个有利于睡眠的良好环境，提升整体生活质量。

疼痛的警讯：何时需要及时就医

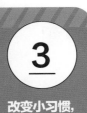

急性疼痛：自我快速进行处理

过度使用腰部，或在运动中突然发生腰部急性损伤，可能会感到腰部突然疼痛，且疼痛越来越剧烈。这可能是腰部的肌肉、韧带或肌腱受到拉伤或撕裂。在这种情况下，可以采取 RICE 原则进行应急处理。RICE 是取休息、冰敷、压迫和抬高 4 个词英文首字母。

● 休息（Rest）

一旦受伤，首先要立即停止运动，马上休息，让自己处于静止状态。这样可以控制肿胀和炎症，可以把炎症控制在最小的限度内。

● 冰敷（Ice）

在受伤的 24~72 小时内，定时使用冰袋或冷敷包进行冰敷，可以减轻腰部的肿胀和疼痛。每次冰敷大约 15~20 分钟，一天可以冰敷 3~4 次。

● 压迫（Compression）

虽然腰部的压迫可能比其他部位（如脚踝）更困难一些，但你可以试着用弹性绷带轻轻包裹腰部，以减少肿胀。记住，不要包得过紧，以免阻止血液流动。

● 抬高（Elevation）

尽可能将腰部抬高至心脏水平以上，这样可以帮助减少肿胀。你可以在躺下时使用枕头将腰部垫高。

神经症状警示：下肢麻木、无力等异常感觉

腰痛如果还伴随着下肢麻木、刺痛、无力或者走路时感觉不稳，可能是神经受压或其他严重问题的迹象。这些症状可能表明有椎间盘突出或神经根受损，需要通过影像学检查如 MRI 来确诊，并寻求相应的治疗。

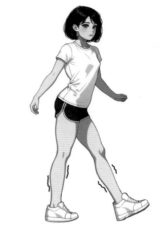

外伤伴随疼痛：如摔倒、扭伤等事故引发的腰部疼痛

任何因外伤导致的腰部疼痛都需要医生评估，以排除骨折、软组织损伤或内脏损伤的可能。如果疼痛发生在任何形式的冲击、跌倒或事故之后，尤其是对于中老年人，这可能提示存在骨质疏松相关的骨折。

伴随其他症状：注意发热、夜间痛等异常症状

腰痛如果伴有发热、体重明显下降、夜间持续痛或者出现了在个人疾病史中不常见的其他症状，这可能预示存在更严重的疾病，如感染、肿瘤或其他系统性疾病。这种情况下应该立即就医，进行全面的评估和必要的检查。

激痛点解析：探秘腰部疼痛的关键区域

疼痛激痛点揭秘：了解腰部疼痛的敏感区域

腰部疼痛的激痛点通常是肌肉内部的一个高度敏感区域，它们对压力异常敏感，甚至可能引起远端疼痛（放射痛）。这些激痛点可以由肌肉紧张、过度使用或伤害造成。

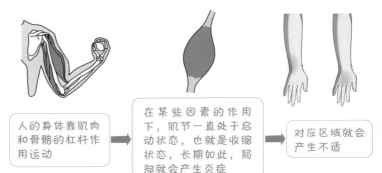

人的身体靠肌肉和骨骼的杠杆作用运动

在某些因素的作用下，肌节一直处于启动状态，也就是收缩状态，长期如此，局部就会产生炎症

对应区域就会产生不适

常见激痛点解析：深入探索引发腰部疼痛的关键区域

腰部疼痛的激痛点通常是肌肉内部的一个高度敏感区域，疼痛激痛点又称触发点或扳机点，指的是肌肉组织内可被触知的高度敏感的纤维结节，用手指触摸常常感觉其就像深埋在肌肉内的突出点。当我们按压激痛点时，就会激发出高度敏感的疼痛，疼痛还会以特定形式向肌肉远端放射，从而引起远处的疼痛。准确识别激痛点是治疗腰痛的第一步，常见的激痛点位于腰方肌和臀中肌。

激痛点位置	存在激痛点的肌肉
颈部	胸锁乳突肌、斜角肌、颈部深层伸肌、头夹肌、上斜方肌、肩胛提肌
胸部	胸大肌、胸小肌、前锯肌
腰腹部	腹直肌、腹内斜肌、腹外斜肌、腰方肌、腰大肌
骨盆带	盆底肌、短收肌、腘绳肌、臀大肌、臀中肌、梨状肌、髂肌、阔筋膜张肌
下肢	股直肌、趾长伸肌、胫骨前肌、比目鱼肌、踇短伸肌、趾短屈肌
肩部	冈上肌、冈下肌、肩胛下肌、大圆肌、三角肌
前臂和手部	旋前圆肌、旋后肌、指长伸肌、指长屈肌、指短屈肌、指短伸肌

缓解激痛点的秘密：探索减轻腰部疼痛的方法和技巧

缓解腰部疼痛激痛点的方法包括定期进行伸展和强化练习，以及按摩，如果把疼痛分 10 分，1 分是一点也不疼，10 分是无法忍受，激痛点按摩时疼痛程度控制在 5 分就好。每个激痛点每组轻柔按摩 10~12 次，每天按摩 3~6 组，一直持续到按压不再疼痛，这或许需要持续按摩几周。

注意，不是症状消失，而是按压时不再疼痛，激痛点由活跃转变为潜伏状态，症状就会好转，但是还不算好彻底，如果处理不彻底，容易反复。其他方法如热敷、使用泡沫轴滚动、超声波治疗或电刺激也被证明对某些患者有效。重要的是要结合专业医疗人员的指导，以避免进一步的疼痛。